慢性病诊疗管理实务

□ 丛书主编 饶 莉 何晓俐
□ 学术顾问 程南生 李 卡

慢性病
管理理论

主编 谭明英 梁珊珊 王晥琳

四川大学出版社
SICHUAN UNIVERSITY PRESS

项目策划：周　艳
责任编辑：周　艳
责任校对：许　奕
封面设计：墨创文化
责任印制：王　炜

图书在版编目（CIP）数据

慢性病管理理论 / 谭明英，梁珊珊，王晓琳主编
. 一 成都：四川大学出版社，2021.8
（慢性病诊疗管理实务 / 饶莉，何晓俐主编）
ISBN 978-7-5690-4877-3

Ⅰ．①慢… Ⅱ．①谭… ②梁… ③王… Ⅲ．①慢性病
—研究 Ⅳ．① R4

中国版本图书馆 CIP 数据核字 (2021) 第 153732 号

书　名	慢性病管理理论
主　　编	谭明英　梁珊珊　王晓琳
出　　版	四川大学出版社
地　　址	成都市一环路南一段 24 号（610065）
发　　行	四川大学出版社
书　　号	ISBN 978-7-5690-4877-3
印前制作	四川胜翔数码印务设计有限公司
印　　刷	四川盛图彩色印刷有限公司
成品尺寸	170mm×240mm
印　　张	16
字　　数	305 千字
版　　次	2021 年 8 月第 1 版
印　　次	2021 年 8 月第 1 次印刷
定　　价	75.00 元

版权所有 ◆ 侵权必究

◆ 读者邮购本书，请与本社发行科联系。
　电话：(028)85408408/(028)85401670/
　(028)86408023　邮政编码：610065
◆ 本社图书如有印装质量问题，请寄回出版社调换。
◆ 网址：http://press.scu.edu.cn

四川大学出版社
微信公众号

编 委 会

学术顾问：程南生　李　卡
丛书主编：饶　莉　何晓俐
主　　编：谭明英　梁珊珊　王晓琳
副 主 编：邹林玲　石　佳　李　谦　杨　玲
参编人员：（按姓氏音序排列）

陈崇诚	陈可欣	代佳灵	樊　萍	高洋洋
何建萍	何璐璐	何　苗	何晓俐	胡晨吉
贾继梅	贾　颖	江孟蝶	李苓俐	李　念
李　谦	李　琴	梁珊珊	刘　红	刘　霞
龙　婷	龙燕琼	罗开宏	裴生新	饶　莉
石　佳	谭明英	滕世伟	王　芳	王晓琳
王梦松	王硕菲	肖　练	徐梦露	杨　玲
杨舒羽	杨　洋	姚迎春	张金燕	张　琴
张　雪	赵艳华	周雪丽	邹林玲	

前言

  随着我国社会环境、生态环境、人口构成比、居民工作压力及生活行为方式的转变，慢性病已经成为威胁我国居民健康的主要疾病，占人群死因构成比的 88%，疾病负担的 70% 左右。并且患病人数逐年上升，呈井喷式发展。慢性病患病率上升的同时，大众自我健康意识却严重不足，不健康饮食、吸烟、缺乏运动等不良生活方式又加快了慢性病患病率的增长速度，因此，慢性病的有效防控已成为当前我国实现"健康中国"宏愿的重大议题。

  改革开放四十多年来，我国卫生健康事业有了显著提高和长足发展。国务院 2016 年发布《"健康中国 2030"规划纲要》，时隔三年，国家卫生健康委于 2019 年 7 月印发《健康中国行动（2019—2030 年）》战略指导意见，在十五项重大专项行动中有十二项是针对慢性病在生活、生态、社会环境及防控上的规范管理和改进，突出了对慢性病管理在定位、策略、主体和行动上的四个全新转变，明确以健康为中心、预防为主、关口前移、向社会整体联动的指导思路，建设"健康中国"至此上升为国家战略。2021 年，党的十九届五中全会提出了"全面推进健康中国建设"的重大任务，《国家"十四五"规划纲要》明确提出，要立足全人群和全生命周期两个着力点，提供全方位、全周期的健康服务，为开展慢性病管理服务提供了政策依据和指导方向。

　　本书主要针对慢性病管理进行了详细的论述；同时，介绍了慢性病医疗服务中的质量管理、慢性病管理中的三级预防及实例分享、慢性病中医药诊疗与防治未病方法、慢性病管理中的社会心理学相关知识、慢性病相关药学知识。本书旨在为慢性病的防治管理建设和推广应用提供一些有价值的理论基础。由于编者经验不足，编写时间有限，书中如有不足之处，敬请批评指正。

目　录

第一章　**慢性病管理概述**

随着我国经济的不断发展，人们生活水平提高、生活方式发生变化。老龄化社会逐步到来的同时，人类疾病谱发生了极大的变化，由以传染性疾病为主逐渐向以慢性非传染性疾病（以下简称"慢性病"）为主转变。2015—2019年，国家卫健委组织开展了中国居民慢性病与营养调查，随后发布了《中国居民营养与慢性病状况报告（2020年）》，此调查结果及众多学者的相关研究均明确指出，随着慢性病患者生存期的不断延长，加之人口老龄化、城镇化、工业化进程加快和行为危险因素流行对慢性病发病的影响，我国慢性病患者基数仍将不断扩大，防控工作仍将面临巨大挑战。目前，慢性病的患病率和致死率日益增加。慢性病已成为严重威胁人类健康的全球公共卫生难题，是导致我国人口死亡和疾病负担的首要原因。

第一节　慢性病概述

慢性病（noninfectious chronic disease，NCD），是指从发现之日起超过3个月的非传染性疾病，是一类病程较长、治疗难度大、不能自愈、部分病因不明的疾病总称。

目前，慢性病已经是引起全球人口死亡的主要因素，据统计，仅2016年一年因慢性病而死亡的人数就高达4100万左右，占总死亡人数的70.65％。导致死亡的主要原因是心脑血管疾病、恶性肿瘤和慢性呼吸系统疾病，这三类疾病引起的死亡人数占慢性病总死亡人数74％左右。有关专家称，我国如果保持现有危险因素干预强度，到2030年，30～70岁因慢性病死亡的概率只下降10％左右。如果高血压、吸烟、肥胖、高血脂等危险因素能够被有效抑制，可以让30～70岁过早死亡人数减少100万。

一、慢性病的特点

慢性病主要包括慢性呼吸系统疾病、心脑血管疾病、慢性疼痛、慢性肾病、精神病、糖尿病、肿瘤等疾病，具有起病隐匿，病因复杂，病程长，病情迁延不愈，发病率、致残率和致死率高等特点。大多数慢性病可治疗但难治愈。

导致慢性病发生的原因有很多。首先，慢性病具有遗传性。其次，人们的日常生活方式、饮食营养、运动和心理健康与慢性病的形成有着十分密切的联系。作息时间和饮食习惯不合理，都可能导致慢性病。为了有效预防慢性病，人们可以选择健康的生活方式，如不抽烟、不喝酒、经常锻炼身体、多吃水果和蔬菜、保持营养均衡和标准的体重，这样可以降低糖尿病、高血压等慢性病发病的概率，提高人们的生活质量，延长寿命。除此之外，如果人长期处于神经紧张的状态也会引发慢性病，因此要保持心情愉悦，有效控制自身情绪以预防慢性病。

世界卫生组织（World Health Organization，WHO）调查显示，慢性病的发病原因65％取决于个人的生活方式，同时还与遗传、医疗条件、社会条件和气候等因素有关。在生活方式中，饮食不健康（高脂、高盐等）、运动不合理、腹型肥胖、吸烟和饮酒是慢性病的五大危险因素。

二、慢性病的危害

慢性病给人们带来的危害可用四个词形容："四面埋伏、悄无声息、潜移默化、积重难返"，其是国民健康"头号杀手"，在总疾病负担中所占比重在70％左右。随着病情的进展，慢性病如果得不到有效的治疗，会造成心、脑、肾、肝等重要器官的损害，导致这些器官出现功能不全，或是完全丧失功能，使患者的正常生活受到影响。同时在进行这些疾病的治疗时，将会花费大量的资金，给患者及其家庭带来沉重的心理压力和经济负担。

（一）对老年人生活质量的危害

对老年人生活质量的危害主要表现为老年人因慢性病或共病所导致的失智、失能，如肢体活动受限、肌肉萎缩、肌无力、便秘、腹泻、听力减退、视力下降、失眠等老年综合征。

（二）高致残率

由慢性病导致的生理功能受限、跌倒已成为慢性病患者残疾和失能的主要原因，尤其是老年慢性病患者。研究报告显示：2015 年中国失能老年人口高达 4000 万人，占老年人口总数的 19.5%，其中完全失能老年人占 30.9%左右。一项对慢性病致残作用分析的研究显示，致残作用最强的为痴呆、脑卒中等，其次为癌症、糖尿病和心脏病。

（三）精神危害

慢性病及共病患者常常由于躯体功能减退，生活质量和生命质量渐差，容易产生悲观情绪，甚至厌世感。部分患者由于自我依从性差，导致病情反复，失去治疗信心，甚至放弃治疗，自暴自弃。据统计，糖尿病患者抑郁症的患病率为 21.8%~60.0%。

（四）因病致贫

由于慢性病发病率的不断攀升，患病人数不断增加，居民卫生服务需求快速增长和卫生服务利用不断增多，给个人、家庭、社会和国家带来沉重的经济负担，有些地区甚至陷入因病致贫和因病返贫的困境。

因病致贫是我国农村地区突出存在的社会问题，解决因病致贫是当前精准扶贫工作的重点和难点。因病致贫所涉疾病主要为慢性病，慢性病的疾病经济负担占全国各类疾病总经济负担的 70%左右，其是影响社会和经济可持续发展的严重社会问题和公共卫生问题。导致因病致贫的患病率前 10 位的疾病依次为高血压、脑血管病、冠心病、重性精神疾病、糖尿病、慢性阻塞性肺气肿、关节病（髋、膝）、类风湿关节炎、重型老年慢性支气管炎及老年性白内障。该 10 种疾病的患病人数在核实患病的因病致贫人口中的比例高达 86.70%，提示慢性病是危害贫困人群健康的主要疾病，是因病致贫的重要原因。

三、慢性病的主要危险因素

慢性病的发生与流行往往不是单一危险因素所致，一种慢性病常常是多个危险因素共同作用的结果，同时，一个危险因素也可以导致多种慢性病的发病风险增加。慢性病危险因素的多向协同作用主要表现为一因多果、一果多因、多因多果和互为因果的交叉关系，多个危险因素的并存将使个体发病风险倍增，而不是简单的单个危险因素风险相加。因此，慢性病防控需要对生命进行全周期、全方位的管理。

基于健康管理的策略，我们可以将慢性病危险因素分为可改变危险因素和不可改变危险因素两大类。其中，可改变危险因素如果没有得到有效控制，便可进一步加剧不可改变危险因素的危险性，导致各种慢性病的发生。还有一类中间危险因素，之所以称之为中间危险因素，是因为它们既是可改变危险因素和不可改变危险因素共同作用所带来的异常结果，同时也是导致多种慢性病发生的直接危险因素，换言之，中间危险因素既是上游危险因素的结果，也是下游疾病的原因。慢性病不可改变危险因素包括年龄、性别、种族、遗传，慢性病可改变危险因素主要为吸烟、过量饮酒、不合理膳食、缺乏身体活动、不良心理精神因素以及自然和社会环境因素等，慢性病中间危险因素主要包括高血压、高血糖、血脂异常、超重或肥胖等，见表1-1。

表1-1　慢性病的主要危险因素

不可改变危险因素	可改变危险因素	中间危险因素
年龄	吸烟	高血压
性别	过量饮酒	高血糖
种族	不合理膳食	血脂异常
遗传	缺乏身体活动	超重或肥胖
	其他因素	

（一）吸烟

吸烟可引起多种慢性病，如心脑血管疾病、多种恶性肿瘤以及慢性阻塞性肺疾病等。WHO报告20世纪末全球每年死于吸烟的人数达400万，预测到2030年，吸烟导致死亡的人数将增至1000万，其中70%发生在发展中国家。我国每年死于吸烟的人数为75万，预计2025年后将增至300万，这主要是因为我国人群吸烟状况严重，据统计，全国15岁以上总吸烟人数3.56亿，其中男性吸烟者达3.4亿。

（二）过量饮酒

适量饮酒对机体的影响仍有争议。但研究结果一致表明过量饮酒与心血管系统疾病、恶性肿瘤和肝脏疾病有关，饮酒量越大，对机体的危害越严重。大量饮酒可致肝癌的死亡率增加 50%，酗酒还是急性心脑血管事件发生的重要诱因之一。

（三）不合理膳食

慢性病的发生与膳食方式和膳食结构有密切关系，主要表现为：
①食物中脂肪摄入过多，尤其是饱和脂肪酸和反式脂肪酸摄入过多与心血管疾病和多种恶性肿瘤密切相关；
②部分维生素摄入不足与某些恶性肿瘤的发病有关；
③膳食纤维摄入不足可致结肠癌和直肠癌发病率增高；
④膳食总热量摄入过多可导致超重或肥胖，而后者又是多种慢性病发病的重要原因；
⑤食盐摄入过多，高盐饮食与消化道疾病和心血管疾病发病有关。

（四）缺乏身体活动

缺乏身体活动是引起肥胖的主要原因，同时也是慢性病主要的危险因素之一。其与高血压、脑卒中、冠心病、糖尿病、多种恶性肿瘤和骨质疏松等多种慢性病的发生有关。

（五）其他危险因素

与慢性病相关的其他危险因素主要包括不良心理精神因素、自然环境因素和社会环境因素等。长期的心理压力、精神紧张或负面情绪等不良心理精神因素与一些心血管疾病和恶性肿瘤的发病有关。人类赖以生存的水、空气、土壤和食物等被污染是多种慢性病发病的重要原因。现代社会所面临的紧张的生活和工作状态、诸多不健康的生活方式等都是慢性病发生的社会因素。

四、针对慢性病的健康指导

(一) 健康指导的原则和策略

对于许多慢性病，健康的影响因素的作用往往是长期累积的结果。健康生命全程路径，就是基于上述理论，研究妊娠期、婴幼儿期、青少年期以及成年期接触各种因素对健康的长期影响。健康生命全程路径对人群健康的实践意义：采用预防措施越早，其保护和促进人群的健康效益就越大。我们可以把人生划分为几个明确的阶段（"围生期和婴幼儿期、青少年期、成年期和晚年期"四个时期），针对这些不同年龄阶段的人群在不同的场所（家庭、学校、工作场所、社区）中实施连续性预防服务措施，积极地、有针对性地开展预防，就可以有效地避免那些有害因素对健康的危害，充分地发挥人的生命潜能，保护健康，延长生命期限和改善生活质量；并且也能保证人生的不同阶段既能有效地获得有针对性的卫生服务，也不造成不必要的重复或遗漏，达到既高效又节省地促进人群健康的目的。所以健康指导被认为是实现国民健康、促进健康老龄化的最佳途径。

(二) 营养指导

2007 年 5 月 18 日，WHO 的报告强调"均衡饮食是保持健康长寿的重要因素"。在健康管理越来越受到重视的今天，营养指导所起的作用是显而易见的，因此健康管理师等相关专业人员应加强对大众营养知识和技能方面的指导。

1. 我国居民目前存在的主要营养问题

中华民族有几千年优良的健康饮食文化，粗细粮搭配、主副食结合、肉类与蔬菜混合烹调、色香味俱全等。可是，近十几年来，由于经济的迅速发展、物质的极大丰富，人们追求美食的欲望超过了传统的健康饮食理念，不少人的饮食结构出现了不均衡等问题：摄入能量多、脂肪多、盐多，微量元素摄入缺乏，加上有些单位提供免费的自助早餐、午餐，甚至晚餐，更加加剧了摄入能量过量。还有一些接待和应酬较多的工作者，半数以上时间在外就餐，而餐馆为了追求异于家庭饭菜的味道，往往油多、盐多、味精多（"三多"）的倾向严重，从而使得经常在外就餐者营养不平衡现象比普通人更甚。

2. 营养指导的原则

针对我国居民目前存在的营养问题，2016 年我国颁布了《中国居民膳食指南（2016）》，指南包括以下 6 条营养指导的一般原则。

（1）食物多样，谷类为主：食物多样是平衡膳食模式的基本原则。谷类为主是平衡膳食的基础，谷类食物含有丰富的碳水化合物，是提供人体所需能量的最经济、最重要的食物来源。每天的膳食应包括谷薯类、蔬菜水果类、畜禽鱼蛋奶类、大豆坚果类等食物。平均每天摄入 12 种以上食物，每周 25 种以上。每天摄入谷薯类食物 250～400 g，其中全谷物和杂豆类 50～150 g，薯类 50～100 g。全谷物富含 B 族维生素、脂肪酸，营养更丰富。杂豆和薯类以碳水化合物为主，可满足主食多样化需要。食物多样，谷类为主是平衡膳食的重要特征。每一种食物都有不同的营养价值，只有食物多样，才能满足人体对营养的需要。

（2）吃动平衡，健康体重：吃和动是影响体重的两个主要因素。吃得过少和（或）运动过量，能量摄入不足和（或）消耗过多，都会导致营养不良，体重过低（低体重，消瘦），体虚乏力，增加感染性疾病风险；吃得过多和（或）运动不足，能量摄入过量和（或）消耗过少，会导致超重或肥胖，增加慢性病发病风险。因此吃、动应平衡，保持健康体重。通过合理的"吃"和科学的"动"，不仅可以保持健康体重，打造美好体型，还可以增进心肺功能，改善糖、脂代谢和骨健康，调节心理平衡，增强机体免疫力，降低肥胖、心血管疾病、2 型糖尿病、癌症等威胁人类健康的慢性病的风险，提高生活质量，减少过早死亡，延年益寿。

（3）多吃蔬果、奶类、大豆：食物与人体健康关系研究发现，蔬菜、水果摄入不足，是世界各国居民死亡前十大高危因素。新鲜蔬菜和水果的能量低，微量营养素丰富，也是植物化合物的来源。蔬菜、水果摄入可降低脑卒中和冠心病、胃肠道癌症、糖尿病等的发病风险以及心血管疾病的死亡风险，循证研究科学证据等级高。奶类和大豆类食物在改善城乡居民营养，特别是提高贫困地区居民的营养状况方面具有重要作用。在各国膳食指南中，蔬菜、水果、奶类、大豆类食物都作为优先推荐摄入的食物种类。

（4）适量吃鱼、禽、蛋、瘦肉：鱼、禽、蛋和瘦肉含有丰富的蛋白质、脂类、维生素 A、B 族维生素、铁、锌等营养素，是平衡膳食的重要组成部分，是人体营养需要的重要来源。根据 2012 年全国营养调查结果计算此类食物对人体营养需要的贡献率，满足人体营养需要 20％以上的营养素有蛋白质、维生素 A、维生素 B_2、烟酸、磷、铁、锌、硒、铜等，其中蛋白质、铁、硒、铜等达到 30％以上。但是此类食物的脂肪含量普遍较高，有些含有较多的饱和脂肪酸和胆固醇，摄入过多可增加肥胖、心血管疾病的发病风险，因此其摄入量不宜过多，应当适量摄入。

（5）少盐少油，控糖限酒：培养清淡饮食习惯，少吃高盐和油炸食品。成人每天食盐不超过 6 g，每天烹调油 25～30 g。控制添加糖的摄入量，每天摄入不超过 50 g，最好控制在 25 g 以下。足量饮水，成年人每天 7～8 杯（1500～1700 ml），提倡饮用白开水和茶水；不喝或少喝含糖饮料。儿童、少年、孕妇、乳母不应饮酒。成人如饮酒，男性一天饮用酒不超过 25 g，女性不超过 15 g。

（6）杜绝浪费，兴新食尚：珍惜食物，按需备餐，提倡分餐、不浪费。学会阅读食品标签，合理选择食品。选择新鲜卫生的食物和适宜的烹调方式。食物制备生熟分开，熟食二次加热要热透。多回家吃饭，享受食物和亲情。传承优良文化，兴饮食文明新风。珍惜食物从每个人做起，日常生活应做到按需购买食物、适量备餐、准备小份量食物、合理利用剩饭菜。上班族午餐应分餐制或简餐。选择当地、当季食物，以最大限度保障食物的新鲜度和营养。备餐应该彻底煮熟食物，确保肉类和家禽、蛋类熟透。购买预包装食品要看食品标签。食品标签通常标注了食品的生产日期、保质期、配料、质量（品质）等级等，可以告诉消费者食物是否新鲜、产品特点、营养信息。另要注意食物过敏及食物中的过敏原信息。

（三）健身活动指导

1. 身体活动量的测量方法

身体活动量反映身体所承受的体力负荷量，通常用能量消耗量表示。在实际应用中可以是一次运动的身体负荷量，也可以是一段时间里，各种强度、持续时间和频率身体活动的加和。肌肉力量和耐力的测量：传统上用可重复 3 次以下的负荷测试力量，用可重复 12 次以上的负荷测试耐力；日常体力活动水平的测量：日常身体活动包括职业、业余活动，出行往来，家务等各类劳动，常根据能量消耗、行为观察、机械和电子装置监测、问卷调查、间接观察（如设备使用率）、职业分类、参与的运动项目等测量。比较各种测量工具，其使用范围有差异，误差范围也不同，其共同特点是系统误差大于随机误差。因此在实际应用中，关键是保持同一工具重复测量的一致性。

2. 运动干预原则

运动干预的目的在于改变不利于健康的久坐少动的不良生活习惯，指导开展合理运动，提高机体代谢能力，降低疾病风险，改善健康状况和生活质量。运动干预的过程和内容主要包括：运动训练前常规体格检查、有关信息收集（既往身体活动水平评价、心脑血管疾病风险评价、运动风险测试与体适能水平、兴趣、运动禁忌证、运动环境、运动指导需求）、运动内容与运动量、运动进度、意外情况和不适的预防及处理等。

3. 运动锻炼的医学监督

运动锻炼的医学监督是指针对运动时和运动后可能出现的不适症状，从医学方面，提出预防和应急处理措施。监督内容包括体力负荷与运动反应、运动计划的调整、健康状况和运动能力的再评估等。

（四）控烟指导

吸烟是常见的可对人类健康造成极大危害的成瘾行为。控制甚至消除吸烟行为是健康教育工作的重大课题。有研究表明，青少年时代的尝试成瘾行为留在大脑皮质中的记忆十分深刻，对成年后的成瘾行为发展有较大影响。

控烟戒烟总策略可以按《渥太华宪章》提出的健康促进五大行动进行设计，包括制定公共卫生政策、建立支持环境、加强健康教育及社区行动、发展个人技能及调整卫生服务方向。当然，针对不同地区、不同人群的具体策略可能有所侧重。

第二节　慢性病流行病学

近年来，随着人们生活水平的提升以及生活、工作压力的增大，诸如糖尿病、高血压、冠心病等慢性病造成的死亡率逐渐上升，慢性病的干预压力较大。有数据资料显示，我国慢性病死亡人数占每年死亡人数的比例呈现逐渐上升的趋势，慢性病防控形势十分严峻。截至 2012 年，慢性病导致的死亡人数占总死亡人数的 85%，脑血管病、恶性肿瘤、呼吸系统疾病和心脏病位列城乡死亡的前四位，45% 的慢性病患者死于 70 岁之前，全国因慢性病过早死亡人数占早死总人数的 75%。慢性病相关危险因素在人群中普遍存在，我国有超 3 亿人吸烟，80％的家庭人均食盐和食用油摄入量超标，18 岁以上成人经常参加体育锻炼的比例不到 12％。目前，慢性病造成的疾病负担占我国疾病总负担的 70％左右。如不采取强有力的措施，未来 20 年我国 40 岁以上人群中主要慢性病患病人数将增长 1～2 倍，慢性病导致的疾病负担将大幅增长。慢性病发病率的快速增长，除因慢性病危险因素广泛流行外，还与我国的经济、社会、人口和医疗服务等因素密切相关。一方面，随着人们生活水平的不断提高，人均预期寿命不断增长，老年人口数量不断增加，我国慢性病患者的基数也在不断扩大；另一方面，随着公共卫生和医疗服务水平的不断提升，慢性病患者的生存期也在不断延长。慢性病已成为严重危及居民健康的重大公共卫生问题，我国慢性病的防控任务任重而道远。

一、慢性病流行病学现状

(一) 慢性病形势依旧严峻

死亡原因检测表明，除年龄结构变化因素外，我国慢性病病死率从 1990 年到 2013 年，下降了 25％左右。统计数据表明，我国心脑血管疾病患病人数高达 2.9 亿，患病人数占全国总人口数 20％左右。

(二) 老年人患病率增加

近 40 年来，随着我国人口老龄化与生活方式的变化，老年慢性病患者占据我国居民疾病谱首位。糖尿病、慢性阻塞性肺疾病等疾病从少见病变成多发病。就糖尿病来说，其患病率从 1980 年的 0.67％飙升到 2013 年的 10.4％，随着我国老龄化的加速，我国糖尿病的患病率可能还会继续增长。2008—2013 年的流行病学调查均显示，我国 60 岁以上的老年人糖尿病患病率均在 20％以上。我国糖尿病防控工作面临严峻挑战。

(三) 慢性病患者日趋年轻化

随着社会经济的快速发展和人们生活节奏的加快，医学模式、疾病谱和死亡谱发生变化，以心脑血管疾病、糖尿病、恶性肿瘤和精神类疾病为代表的慢性病已逐渐走入年轻人的世界。就高血压而言，1958—1959 年、1979—1980 年、1991 年、2002 年和 2012 年 5 次全国高血压抽样调查显示，≥15 岁人群高血压患病粗率分别为 5.1％、7.7％、13.6％、18.8％、25.2％；2012—2015 年对我国 31 个省（自治区、直辖市）45 万人高血压调查的数据显示，18 岁及以上居民高血压患病粗率为 27.9％。虽然调查范围、总人数、年龄及诊断标准等不完全一致，但仍可以看出我国高血压发病逐渐呈年轻化。

现代年轻人的生活方式发生了改变，生活节奏快，工作压力大，经常熬夜，饮食不规律，引发超重及肥胖。超重或肥胖可导致多种慢性病的发病，不仅导致心脑血管疾病、内分泌代谢系统疾病，而且与多种恶性肿瘤的发生有关。近 20 多年来，我国年轻居民超重或肥胖率呈现快速增长趋势，《中国居民营养与慢性病状况报告（2020 年）》显示，我国城乡各年龄组居民超重肥胖率持续上升，有超过一半的成年居民超重或肥胖，其中超重率为 34.3％，肥胖率为 16.4％，较 2015 年均有所上升。

二、慢性病带来的影响

（一）对健康的影响

《中国居民营养与慢性病状况报告（2015 年）》数据表明，中国慢性病患者人数已超过 3 亿。在全球范围内，2017 年慢性病死亡人数占全球死亡人数的 73.4％，2007—2017 年慢性病造成的总死亡数增加了 22.7％。慢性病已成为国人头号死因，也给个人、家庭、社会和医疗卫生系统带来了沉重的负担。

（二）对社会经济的影响

世界范围内的证据表明，慢性病的经济负担和风险正逐年增加。据统计，我国人均预期寿命已达 76.5 岁，但健康预期寿命只有 68 岁，这意味着有 8 年多的时间与疾病共存。生活质量差，疾病负担重，在这样的状态下，一方面，个人、家庭、社会为解决慢性病问题会产生巨额的医疗费用，另一方面，慢性病对于社会贫困群体来说更是雪上加霜。

三、政策与措施

制定预防策略和慢性病防治规划应坚持：政府主导、部门协作、动员社会、全员参与。将经济发展与人民健康水平放在同一高度上，落实预防为主、防治结合的方针，确保慢性病防控政策的有效贯彻实施。慢性病防控的措施如下：

（1）形成政策支持的环境，发挥好政府在慢性病防控中的主导作用。把人群健康水平提升到国家可持续发展的战略高度。只有政府重视，形成政策支持的环境，才能最大限度地降低慢性病的危害。

（2）做好慢性病三级预防工作。对于高危人群，定期体检，做好疾病筛查工作，对重点人群进行综合干预，实现早发现、早诊断、早治疗。

（3）建立防治慢性病的专业人才队伍。

（4）增强科技支撑，促进研发创新，发展智能健康产业、精准医疗和移动医疗等。

（5）提供全方位的慢性病医疗卫生服务，坚持慢性病的分类和管理，依据各级医疗卫生资源的数量和分布特征，制订分类配置标准。

（6）完善慢性病监测体系，合理配置医疗卫生资源，做好监测评价工作，做到医疗卫生成本与效果兼顾。

第三节　慢性病诊疗管理概述

慢性病高发成为老龄化社会的重大挑战，慢性病及共病不仅带来住院时间延长、衰弱失能增加、死亡风险增高、医疗资源过度消耗等一系列社会问题，而且严重影响患者的生活质量、加重家庭经济负担。加强我国慢性病管理具有十分重要的意义，而慢性病患者干预和治疗是慢性病管理的核心。

一、建立健康生活自我管理

社区的卫生服务机构要做好健康教育，减少慢性病的危险因素，防患于未然。医生及相关专业人士要将生活方式治疗融入患者自身的职业行为和行动，并将生活方式治疗纳入医疗服务项目与医保支付范围，最终避免慢性病的发生，提高慢性病患者的健康水平。

二、危险因素干预及行为矫正

危险因素管理主要以社区为单位，加强普查、宣传教育工作，定期进行健康体检，对膳食营养、身体活动、烟草使用、酒精使用、心理、睡眠等方面及早进行干预和行为矫正，尽量减少慢性病的发生，尽早发现、尽早治疗，减少并发症和残疾的发生，减少患者的痛苦，提高患者健康水平。

三、个性化、规范化临床治疗

临床治疗是慢性病临床保健的关键。对确诊的慢性病患者，专业的临床医护人员依据相关的临床规范、指南和路径等对其进行个体化及规范化的治疗，加强对其心理方面的教育和干预，提高其生活质量和生命质量。

四、关注心理健康

慢性病患者由于病程长、病痛折磨等原因，会合并有焦虑、抑郁甚至自杀等心理问题。因此，社区、家庭对慢性病患者的心理健康的关注和连续性治疗是慢性病管理的重要环节。社区、家庭要多交流沟通，积极传递正能量，缓解或消除患者的紧张、抑郁等不良情绪。

第四节　国内外慢性病管理

慢性病管理是指针对慢性病发展的不同阶段制定不同的防治措施，为患者提供高水平的服务，有效控制医疗保健成本，降低卫生资源的使用量的管理方式。鉴于慢性病具有死亡率高、病程长、发病率高等特点，相关医护人员对慢性病进行了大量的分析和研究，总结国内外既往防控慢性病的经验，并制定科学、合理的慢性病管理模式，取得了十分显著的成效。

一、慢性病管理模式

慢性病管理模式主要分为传统慢性病管理模式和"互联网＋"慢性病管理模式。

(一) 传统慢性病管理模式

我国传统慢性病管理模式大致可分为 3 类, 即分级式管理、契约式管理和自我管理。

1. 分级式管理

分级式管理是以患者实际病情为基础, 将患者分为若干个等级, 并且进行相应的管理。如, 以血压值的高低为基础, 将高血压患者分为三级进行管理; 以糖尿病的分型为基础, 将糖尿病患者合理划分, 并且不同等级每年随访的次数不同, 但其管理内容基本相同。使用分级式管理来管理慢性病, 虽然可以统一管理和进行简单的操作, 但是无法充分体现个体的差异性。在实际的管理过程中无法做到因人而异, 不能为患者提供与生活方式相关的、全方位的个体化指导意见。

2. 契约式管理

契约式管理是指医生根据不同的病种和病情, 采取个性化、有针对性的疾病监管, 以签约服务包的方式和患者达成契约服务。这类管理模式在社区应用较为广泛。该模式是一种较为简单、经济的服务模式。目前, 在这种模式下, 医护人员现场随访工作量较大, 档案管理大多局限于纸质化, 管理效率低; 且侧重于患者病情的控制, 缺乏有效的预防干预, 进而造成"重治轻防"的现象, 导致诊疗在某种程度上片面化, 难以做出精准化指导。

3. 自我管理

自我管理是指慢性病患者在医护人员的辅助下, 自主学习疾病相关知识, 使用自我控制和自我管理的方法来有效控制病情。慢性病自我管理的实施不仅可以帮助患者掌握基本的技能, 全面掌握和了解自身病情, 还可以有效减轻卫生服务机构的压力。虽然自我管理模式的效果比较理想, 但这种模式在实际操作中常常由于健康教育周期较长、教育持续性不高, 或患者本身因失能、失智学习积极性较低、自我依从性较差, 患者不能全面了解和评估自身疾病发展, 无法对病情进行正确的自我检测。

(二)"互联网＋"慢性病管理模式

"互联网＋"慢性病管理模式是一种提升医疗卫生现代化管理水平, 优化资源配置，提高服务效率，降低医疗成本，满足人民大众日益增长的医疗卫生需求的创新服务模式。该模式使移动互联网平台、大数据、物联网、云计算、人工智能与传统医疗行为巧妙地结合在一起。慢性病患者通过医生评估后拟订个体化的管理方案，形成"患者－家庭－医疗团队"协同的管理机制。通过移动互联网平台，实现医患沟通、远程问诊、在线处方、药品调整、生命体征监测、交互随访、营养指导、运动建议、心理咨询等一系列实时高效的动态管理，实现医疗资源的互通共享，业务上的高效协同。

但"互联网＋"慢性病管理模式目前还不够成熟，需要各个医疗机构、政府部门等高度配合与协作。再者，就目前的技术，线上管理缺乏面对面的医患沟通和情感交流，缺乏传统诊疗的"望闻问切"，医生无法直观了解患者的身体状况和病情特征，会影响其对病情的科学判断，不利于实现精准化管理。对于老年慢性病人群，多数老年患者不会或抵触使用应用程序，这将造成老年患者难以使用管理模式中的线上咨询、线上随访、线上健康教育等功能。老年患者参与受限，也将影响互联网医疗业务的全面普及，增加医护人员工作量。

二、我国社区慢性病管理现状及存在的问题

社区卫生服务的对象主要是社区、家庭、居民。目前，我国社区慢性病的主要服务对象是老年慢性病患者，老年慢性病患者往往病程较长，需要长时间用药，所以患者在出院后，社区医护人员需要对其进行有效的康复随访，这样才能保证患者生活质量，尽可能巩固疗效，降低并发症发生率。

（一）我国社区慢性病管理现状

近年来，为优化医疗资源配置，充分发挥基层医疗卫生机构在医疗系统慢性病管理中的作用，我国社区卫生服务在不断地改革进步，各地陆续在实践中探索实施家庭医生制度。现阶段的社区慢性病管理中，采用签约家庭医生定期随访管理模式，对社区签约人群进行有针对性的慢性病管理，已经成为全科医生的一项主要健康管理工作。家庭医生制度以家庭医生为第一责任人，实行团队签约服务，通过签订服务协议的形式为居民提供医疗卫生服务。它具备以下特点。

1. 及时性

定期对社区老年慢性病患者进行随访，或借助微信、电话、短信等手段提

供全天咨询服务，对患者情况进行全面分析并及时发现问题，重视患者反馈的问题，及时调整干预措施。

2. 个体性

通过不同渠道建立患者个体档案，入库后对档案进行动态化管理，根据患者的病情、生活习惯等情况个性化制订和调整随访策略、慢性病管理方案。

3. 连续性

对服务对象而言，其签约的服务区域保持固定，更有利于医疗机构和患者之间关系的长期稳定，也能确保服务管理内容具备持续性的针对效果。

4. 全方位管理

通过定点定期举办诸如互动交流、健康讲座等活动，知道患者在用药以及生活方面（运动、饮食、休息、心态）的健康管理措施，从多方面帮助患者实现对自身慢性病相关指标的控制。

5. 信息共享

各地区经济发展的不均衡在一定程度上也造成了各地区医疗资源配置的不均衡。分级诊疗制度作为我国重要的医疗卫生制度，是合理利用医疗资源、优化医疗资源配置的有效举措。然而，分级诊疗工作开展以来实施效果却并不明显。随着大数据时代的到来以及国家交通网的大力建设和发展，跨地域间共享优质医疗资源将较易实现。

（二）我国社区慢性病管理存在的问题

1. 服务提供系统有待完善

目前，家庭医生制度的医疗服务提供系统有待完善。服务提供系统中不可或缺的是医疗团队以及团队式服务过程，作为医疗团队核心成员的全科医生不仅数量不足，专业素养也无法满足现实需要。《国务院关于建立全科医生制度的指导意见》中提出，到 2020 年基本实现城乡每万名居民拥有 2—3 名合格的全科医生，但目前全科医生的数量仍存在较大缺口。

另外，某些家庭医生团队虽然拥有合格的全科医生，但团队成员的工作职责分配机制不明确，团队成员的专业结构不平衡，也可能导致成员无法较好地完成全科医生的工作。且目前医疗服务过程的规范尚需加强，如医疗人员上门服务工作无法满足居民需求。

2. 慢性病患者的自我管理有待加强

我国有些居民自我健康管理意识较弱、难以转变固有观念积极主动地进行自我健康管理，这是阻碍家庭医生制度发挥其优势的重要原因。疾病治疗、健康护理等过程常会涉及患者饮食、运动量、情绪等多方面的个人活动和心理状态，正因为如此，没有人能够代替患者本身在慢性病管理中的角色，只有真正让患者参与自我健康管理，严格遵从医嘱，才能使得医疗效果最优化，降低不必要的医疗成本。

3. 医疗信息系统尚待健全

目前医疗信息系统的建设水平尚待提升，各级医疗机构的医疗信息难以共享，医疗机构整体流程的统筹、与患者的互动等方面也需要进一步规划和设计。

信息是决策的基础。但我国患者数量较多，医疗服务需求种类多样，患者信息数量多且种类繁杂。这给医疗决策的科学性和医疗服务的准确性造成了较大的困难。尽管互联网技术发展较快，但与家庭医生制度相契合的医疗信息平台尚未健全，不仅难以为社区居民的健康档案等信息建立较为完善的信息库，而且难以实现医疗体系的信息共享，信息孤岛现象较为普遍，增加了双向转诊的难度。对慢性病进行管理是一项任重而道远的工作。所以，要更好地提升基层医疗建设，对慢性病患者进行相应的健康教育和宣传，更好地提升人们疾病保健认知程度，对慢性病进行有效的管理，以便帮助患者提升自身的健康水平。

三、国内外慢性病管理经验

（一）国外慢性病管理

早在 1948 年，美国国立卫生研究院就决定在马萨诸塞州开展心血管疾病研究。1961 年，一位美国学者开展的有关研究表明，高血压、高胆固醇血症对冠心病有很大影响，他还明确指出，要在未来的研究中对这些危险因素进行规避。这一研究对"危险因素"的概念做出了创新性的解释。芬兰北卡地区曾经是心脏病高发地区，20世纪六七十年代，该地区因心脏病引发的死亡率居世界首位。鉴于这一情况，芬兰政府、相关机构、企业、学校等一起努力，到1972年着手开展慢性病疾病防控工程，并于5年后在芬兰国内全面开展。在各部门的配合和努力下，芬兰因心脏病引起的死亡率降低了81.93%。

（二）国内慢性病管理

国内有关慢性病防控工作是从20世纪50年代末开始的，具代表性的是河南林州食管癌高发区的建立和上海肿瘤防治网的建设。2011年，着手打造国家级和省级慢性病综合防控区，2012年卫生部联合15个部委构建政府为主导、多部门联动的跨部门协调机制，并将健康理念融入各项公共发展战略中。相关学者主张打造慢性病医疗小组，小组成员由护士、营养师及专业医生组成，如果出现严重情况就要将相关专业医生、心理学家及理疗医护人员和护理员引进来，共同商讨治疗慢性病的方案。就居民生活方式制订的一系列干预措施，大大降低了慢性病导致的发病率和死亡率。但是，我国的慢性病增长趋势依旧没有得到控制，防控的难度依然较大。

慢性病管理是将慢性病的自然发展过程作为关键的基础，对于已经患上慢性病的患者，不但要对其进行有效的临床治疗，还要在患者进行治疗后帮助其做好康复管理工作。因此，慢性病管理是全过程、全方位的综合管理。

第五节　我国慢性病分级诊疗制度

2017年，国务院办公厅印发的《中国防治慢性病中长期规划（2017—2025年）》指出：强化规范诊疗，健全治疗－康复－长期护理服务链，鼓励并逐步规范常见病、多发病患者首先到基层医疗卫生机构就诊，完善双向转诊程序，重点畅通慢性期、恢复期患者向下转诊渠道，逐步实现不同级别、不同类别医疗机构之间的有序转诊。在执行分级诊疗制度时，引导慢性病患者的就医选择直接影响急慢分诊格局的形成。

分级诊疗制度是提高卫生资源的使用效率，发挥各级医疗机构作用，解决居民"看病难，看病贵"问题的重要途径。《国务院办公厅关于推进分级诊疗制度建设的指导意见》中指出，分级诊疗可以合理配置医疗资源。其是一种科学合理、经济高效及有序便捷的诊疗模式。尤其对慢性病患者而言，分级诊疗具有重大的意义。目前，我国慢性病患病人数不断增加，其就医选择在一定程度上影响着分级诊疗制度作用的发挥。

分级诊疗体系的构建成为慢性病管理落地的重要支撑，其实施目的是使常见病、多发病在基层医疗卫生机构诊疗，疑难病、危重病在大医院治疗，逐步形成基层首诊、双向转诊、急慢分诊、上下联动的就医格局。目前，慢性病发病呈现出年轻化趋势，引导各年龄阶段慢性病患者正确选择就医机构，进而得到快速有效的治疗，对于合理有序的就医秩序形成尤为重要。

一、存在的问题

我国于20世纪80年代开始推行分级诊疗制度，将小病与大病分开、治疗与康复分开，构建有序高效的就医格局。但分级诊疗制度自实施以来，似乎未能取得预期效果，当前我国分级诊疗制度还存在一些问题。

（一）基层医疗卫生机构首诊率不高

由于对三甲医院的信任，目前绝大多数患者患病后直接前往三甲医院就诊，只有少部分患者会先选择在就近的基层医疗卫生机构首诊，然后再去三甲医院就诊。

（二）无序就医

目前大医院，尤其三甲医院就诊患者人满为患，这直接导致患者挂号难、候诊时间过长、问诊时间较短。医务人员每天高强度、长时间地工作，也不利于他们的身心健康。无序就医导致患者的高预期达不到，从而加剧了医患矛盾。

（三）转诊流程不规范

基层医疗卫生机构向上级医疗卫生机构转诊的患者只有很少一部分，并且在转诊过程中，基层医疗卫生机构的医生未与上级医疗卫生机构有序对接；上级医疗卫生机构将病情稳定的患者转诊时，也存在沟通不到位问题，从而减弱了双向转诊的作用。

（四）分级诊疗制度知晓率不高，宣传、执行力度不够

慢性病人群中中老年患者居多，这类患者多通过报纸、电视、亲朋好友介绍

等途径了解政策，相对消息比较闭塞，加之医疗机构对分级诊疗政策的宣传力度不足，导致部分患者不了解分级诊疗制度，或是对这一制度的认知存在一定误区。

二、存在问题的原因

（一）慢性病前期症状不明显和部分患者的思想观念有待改变

慢性病前期症状不明显，不易被发现，当发现时患者多处于严重状态，需要到更高级别的医院进行干预治疗，难以进行基层首诊。加之，部分患者"就高不就低"的思想根深蒂固，一时难以改变就医习惯，为了得到及时有效的治疗，更愿意选择医疗技术水平高、设备齐全的综合医院就诊。

（二）基层卫生机构接诊能力有限

基层医疗卫生机构的接诊能力是分级诊疗制度实施的关键。我国基层医疗卫生机构普遍存在服务能力有限、医疗资源利用不充分、药品配备不全、医护人员缺乏等问题，这就易导致患者对基层医疗卫生机构不信任，首诊率及复诊率低。

（三）医疗卫生机构信息沟通不及时

多数基层医疗卫生机构与上级医疗卫生机构缺乏沟通和交流，甚至没有完善的信息沟通平台，患者就诊时常常会重复各种检查，这既增加了患者的经济负担，也阻碍了分级诊疗制度的运行。

（四）经济杠杆的调节作用有限

慢性病医保针对就诊医疗卫生机构的不同级别，予以不同比例的报销，通过加大对基层医疗卫生机构就诊患者的报销比例来吸引患者前往基层医疗卫生机构就诊。但是有部分患者不考虑经济费用，对于他们来讲，经济杠杆的吸引力较弱，导致一大部分患者无法从分级诊疗中引流。

三、解决措施

随着我国深化医疗卫生体制改革的持续进行，合理有效的分级诊疗模式及就医行为是落实分级诊疗制度及防控慢性病发生、发展的重要环节。长期慢性病管理活动更适宜在基层医疗卫生机构开展。

（一）增加基层医疗资源供给

让患者享受便捷、高质量的医疗服务是分级诊疗的目标。将提升基层医疗卫生机构能力作为分级诊疗工作推进的重点，各级医疗卫生机构及行政部门加强对基层的投入力度，向基层倾斜，完善基层医疗卫生机构设备设施、培养高质量的基层全科医生队伍、不断提升医务人员的医疗技术水平。同时，加大对基层医疗卫生机构的药品支持，使基层医疗卫生机构的药品可以满足患者长期用药的需求。

（二）明确各级医疗卫生机构功能定位

明确各级医疗卫生机构功能定位，实现分级诊疗。区域大型医院负责诊断、制订治疗方案，中级医院负责规范质量，基层医疗卫生机构负责维持治疗及康复。

（三）完善相关诊疗制度

完善家庭医生签约制度，提高慢性病患者的签约率，建立患者健康档案，做好定期随访工作，严格把控慢性病患者的病情，通过家庭医生进行用药、医疗服务等指导，减少患者就医的盲目性。

（四）加强宣传

加强分级诊疗制度的宣传力度，在社区及基层医疗卫生服务机构进行宣传，通过发放宣传单、张贴海报、定期举办健康讲座及义诊等活动，让患者了解分级诊疗流程、转诊流程、医保政策，鼓励慢性病患者定期复诊复检，以便更好地推动分级诊疗制度的实施。

因此，各级医疗卫生机构需共同协作，加强分级诊疗制度的宣传，提升基层医疗服务质量，完善家庭医生签约制度，保障患者的就医质量，最终形成急慢分诊的分级诊疗格局。

第二章　**慢性病医疗服务质量管理**

第一节　慢性病医疗服务质量管理概述

一、慢性病医疗服务质量管理现状

目前，我国 65 岁及以上老年人所占比重已经接近 12%，根据预测，到 2030 年，我国 65 岁及以上的人口占全国总人口的比重将提高到 18.2%。老龄化使医疗服务需求增加，相关费用压力加大。我国老龄化的特点：一是老年人口数量持续上升，老年人口数量始终处于世界第一位。按照目前的趋势发展，可以预计，到 21 世纪中叶的时候，我国 65 岁及以上老年人口可能达 4.5 亿～4.7 亿；二是老龄化速度不断加快，每隔十年梯次上升，比世界平均速度快一倍以上；三是老龄化程度远高于同期世界平均水平，将成为世界上人口老龄化程度严重的国家之一；四是老龄化承载基础差，制度、资金和人才的准备不足，导致我国的老年人养护保障远落后于发达国家。2014 年我国每千名老年人拥有的养老床位数只有 26 张，而发达国家是 50～70 张。

随着社会经济的发展，生活方式的改变，以及老龄化社会的加速到来，慢性病，特别是心脑血管疾病、恶性肿瘤、呼吸系统疾病，已经成为主要的致死因素。《中国居民营养与慢性病状况报告（2020 年）》显示，2019 年我国慢性病患病率已达 23%，因慢性病导致的死亡数占总死亡数的 88.5%，造成的疾病负担已占总疾病负担的 70% 左右，成为卫生开支的主要负担。面对日益加重的慢性病管理问题，国家从宏观政策环境推动慢性病有效管理成为政策目标，深化医疗改革，要求推动分级诊疗、完善服务体系，着力推进环境整治、烟草控制、体育健身、营养改善等工作，初步形成了慢性病综合防治工作机制和防治服务网络。2017 年《中国防治慢性病中长期规划（2017—2025 年）》指出，在坚持统筹协调、坚持共建共享、坚持预防为主和坚持分类指导的原则下，通过加强健康教育、实施早诊早治、强化规范诊疗、促进医防协同、完善保障政策、控制危险因素、统筹社会资源以及增强科技支撑八大举措，切实有效推进我国慢性病的防控工作。通过完善分级诊疗体系建设，进一步加强基层医疗卫生机构慢性病诊疗能力建设和管理能力建设，引导慢性病患者回归社区并接受连续性治疗和管理。同时调整医疗卫生机构特别是基层医疗卫生机构的运行机制，成立了国家医疗保障局，整合了医保资源和相关职能及工具，从健康管理和风险防控角度对慢性病管理进行新的思考和政策调整，强调了医疗保障在健康中国建设中发挥的作用。

虽然目前我国的慢性病防控工作已经取得了阶段性的进展，但由于慢性病的管理需要多方通力配合，各级医疗卫生机构服务水平参差不齐、社会认知程度差异较大等，我国的慢性病管理依旧存在着诸多问题亟待解决。全国各地资源分布不均，患者的接受度和认同程度以及各地重视程度不同，影响着慢性病管理工作的推进。因此针对各级医疗卫生机构的医疗服务建立指标监控体系，做好慢性病管理和防控的医疗服务质量管理工作，保证医疗服务同质化、均质化输出十分重要。

二、慢性病医疗服务质量管理的特点

（一）综合性

从国家层面而言，目前我国针对慢性病的防治和管理，制定了着力落实分级诊疗体系建设的政策，积极推进高血压、糖尿病、心脑血管疾病、肿瘤、慢性呼吸系统疾病的患者的分级诊疗工作，形成基层首诊、双向转诊、上下联动、急慢分治的合理就医秩序，健全治疗—康复—长期护理服务链；鼓励并逐步规范常见病、多发病患者首先到基层医疗卫生机构就诊，对超出基层医疗卫生机构功能定位和服务能力的慢性病，由基层医疗卫生机构为患者提供转诊服务；完善双向转诊程序，重点畅通慢性期、恢复期患者向下转诊渠道，逐步实现不同级别、不同类别医疗卫生机构之间的有序转诊。尽管已针对慢性病的管理和控制制定了全面完整的分级诊疗、双向转诊和家庭医生签约等政策，但由于缺乏统一标准和具体执行细节，各地方政府在政策落实上存在差异。同时我国医疗资源和医疗人才在地域分布上存在不均衡的情况，整体呈现东强西弱分布。这些客观原因导致了国家政策在执行落实上的非同质性。

目前，我国慢性病防治工作涉及诸多管理部门，包括卫生行政管理部门、疾病预防控制机构、专病防治机构、医疗机构、医疗保障管理机构、基层社区医院及健康教育和健康促进机构等，涉及管理部门多、分工细，需要多部门协同配合，形成合力。因此为了切实有效地建立分工协作、通力配合的工作体系，共同建立慢性病管理制度与流程，需要从顶层设计到具体实施，细化工作方案，落实具体举措，体现政策执行和慢性病服务的均质化输出。

从大型综合型医疗机构到基层医疗卫生机构、社区卫生服务中心、健康教育和健康促进机构等，各级医疗卫生机构的医疗服务能力和水平参差不齐，此外基层医疗系统普遍存在人力资源匮乏的情况。虽然我国全科医生的人数呈现逐步增长的态势，但目前全科医生人数远远低于人民群众现实的卫生需求。诸多因素导致慢性病患者接受的医疗卫生服务很难保证同质性，加上慢性病治愈困难，患者终身带病，病种多，病程长，加大了各级医疗卫生机构医疗服务均质化输出的难度。

就患者知晓和控制情况而言，目前我国慢性病患病整体呈现低龄化的特点，患病人群和人数的增加，加大了慢性病防治工作的难度。2020 年的最新研究表明，我国成年人糖尿病患病率高达 11.2％，但超过 60％的患者并未得到确诊，在这些糖尿病患者中只有 37％知晓他们的病情，仅有 32％正在接受治疗。相比之下，2011—2014 年美国的糖尿病患病率与中国相近，约为 10.8％，但其中约只有 1.2％的病例未被确诊。

综上不难看出，建立健全慢性病管理制度和体系，需要从上到下、从整体到个体，涉及整个医疗体系的巨大变革，因此医疗卫生机构通过建立医疗服务质量管理与控制平台，加强慢性病诊疗服务实时管理与控制，保证医疗服务均质化输出，持续改进医疗服务质量和医疗安全，虽然只是慢性病防控管理工作中的一环，也需要进行综合考量。

（二）复杂性

慢性病病种多、病程长，患者多有多种疾病共存，从而导致患者用药种类多、用药时间长。医务人员需根据患者的年龄、病情和进展情况，适时调整患者用药。患者存在明显的个体差异，很难保持一致性。目前我国采取的以社区为主的慢性病防治策略，包括建立健康档案、慢性病患者随访、健康责任管理、全科医生守门人、社区双向转诊以及健康教育和健康促进活动等。其涉及的行政管理部门多，影响因素复杂，且各服务机构间缺乏有效沟通和协作机制，导致工作效率不高。另外，由于慢性病患者具有病程长、并发症多等特点，若管理不当可反复急性发作，加快患者并发症发生、发展，影响患者生命健康及生活质量。慢性病的管理涉及药物治疗、自我管理和健康宣教等，涉及医务人员、健康管理工作者、患者本人和家庭成员等。人员组成复杂，认知程度不一，患者依从性不佳，很难达成统一认知，增加了慢性病管理和防控的难度。

（三）经济性

就目前我国医疗服务体系而言，还需要进一步改进才能适应慢性病管理的需要。医疗服务供给体系与医保支付方之间的协同机制也未真正形成，目前医保支付方式的激励机制尚未有效影响到医生行为，多数医疗卫生机构尚未通过自身变革来适应支付方式改革。据 WHO 估算，2005—2015 年心血管疾病、脑卒中和糖尿病预计为中国带来了 5580 亿美元的经济损失。另据世界银行的分析显示，成人健康状况的改善会使每人每年的工作时长增加 16%，个人收入提高 20%。如果每年能够使心血管疾病死亡率降低 1%，每年会带来 2.34 万亿美元的经济收益；如果降低比例达到 3%，每年的经济收益则会提升至 5.4 万亿美元。由此可见，慢性病管理对社会经济效益影响巨大。2010—2040 年，如果我国每年将心血管疾病死亡率降低 1%，产生的经济价值相当于 2010 年国内经济生产总值的 68%；相反，如果不能有效应对慢性病，未来 20 年里，我国 40 岁以上人群中患心血管疾病、慢性阻塞性肺疾病、糖尿病以及肺癌的人数将增加 2~3 倍。慢性病成为居民的主要死亡原因和主要疾病负担。我国现有慢性病患者超过 2.6 亿人，由慢性病导致的死亡数占总死亡数的 86.6%，引发导致的疾病负担为疾病总负担的 70%左右。

慢性病的危险因素是可防可控的，由此萌生了慢性病诊疗服务新业态。医疗服务信息系统的整合为医保慢性病管理与疾病的预防带来了机遇。慢性病高发与老龄化趋势加速了医疗费用开支增长。参保人员慢性病管理端口迁移，将对慢性病的治疗转移至对慢性病的预防，或成为实现医保费用使用精准化的突破口。目前，整个医疗体系以治疗为核心，难以建立医护人员面对患者预防、干预、诊疗、治疗和预后的全面服务机制。由于缺乏专业人员的帮助与科学信息的引导，往往出现延误最佳治疗时间、预后管理不善、疾病复发可能性提高等情况。发挥互联网的作用可以增强医护人员对于慢性病诊疗和管理的全流程监控能力。对于一些慢性病的管理和一些疑难病患者的咨询和外地就医安排等，互联网医疗能提高效率。

第二节　慢性病门诊医疗服务质量管理

随着人们生活水平的提高和保健意识的增强，人均寿命在不断延长，我国正在加速进入老龄化社会，患有慢性病的人群越来越多。若如高血压、高血脂及糖尿病等慢性病得不到及时有效的防治，会给个人、家庭甚至社会造成巨大的经济负担，同时影响社会生产力。通过全面实施临床路径管理，规范诊疗行为，优化诊疗流程，努力缩短急性心脑血管疾病发病到就诊有效处理的时间，推广应用癌症个体化规范治疗方案，降低患者死亡率，实现医疗机构检查、检验结果互认等，畅通慢性病分级诊疗和双向转诊的渠道。目前，国内三甲医院患者过度集中，由于慢性病病程长、治疗周期长，慢性病治疗呈现"大门诊，小病房"的趋势。对于综合性医院而言，加强门诊慢性病管理，提高慢性病门诊质量，方便患者在门诊就医，是降低医疗成本，减少医疗资源占用，解决患者"看病难、看病贵"问题的重要举措。但由于门诊慢性病患者数量多、病种复杂、治疗周期长，门诊慢性病管理工作开展受到阻碍。此外，门诊医疗服务质量管理要遵循患者至上、质量第一、费用合理的原则，不断提高医疗服务质量，注重系统管理、目标管理、过程管理和终末管理。医疗服务质量管理强调标准化、数据化，将科学性和实用性相结合，将医疗服务质量与运行效率相结合，将医疗服务与患者感受相结合。

一、知晓率

由于社会发展和个人认知程度的影响，我国慢性病患者对于慢性病的认知知晓情况普遍较发达国家差。慢性病种类多、病程长，很多早期慢性病患者或高风险人群的患病情况并未得到及时有效的确诊和干预。此外，慢性病的影响因素多且复杂，通过对现患疾病的知晓率反映慢性病健康宣教工作的实际效果。慢性病防治很大程度上依赖于患者的自我管理，健康宣教一方面使患者了解药物防治及自我管理对慢性病管理的重要性，另一方面使得社会上更多的群体和力量加入慢性病防治工作中，助力慢性病防控和管理。

$$知晓率 = \frac{已知患有慢性病的人数}{所有实际患有慢性病的人数} \times 100\%。$$

二、建档率/治疗率

针对慢性病患者、高风险人群，通过门诊就诊，建立健康档案，医疗机构通过患者就诊建立的健康档案，及时了解和评估区域内患者的基本情况及重点监测指标变化情况；根据患者基本情况和病情进展，及时采取切实有效的干预措施。

$$建档率/治疗率=\frac{已建立慢性病健康档案（已接受慢性病治疗）的人数}{已知患有慢性病的人数}\times100\%。$$

三、控制率

要达到让慢性病患者满意，惠民、便民的目标，必须通过适宜方式搭建院外服务、沟通和随访的平台，目前，"互联网＋"、手机 APP、远程医疗平台等多种信息手段被引入慢性病管理中。临床上医务人员均会嘱咐患者定期检查、有病随诊，但随访工作却没有很好地落实，但随访工作十分重要，因此通过建立健康档案，多种方式对患者进行宣教、随访，患者到医疗机构进行复诊及积极配合随访的情况，动态了解患者的情况，做到及时发现问题、及时干预，从而降低和控制病程变化，预防并发症发生。

$$控制率=\frac{慢性病检测指标达标人数}{已建立慢性病健康档案（已接受慢性病治疗）的人数}\times100\%。$$

慢性病需要长期干预和有效管理才能得到较好控制。系统化慢性病管理能有效减少机体损害，但由于技术支撑缺乏或患者及家属认知欠缺等因素，慢性病往往防治不当，甚至出现加重病情的情况。慢性病患者进行长期系统化的随访管理后，可明显改善自我管理状况，延缓慢性病进展。因此，建立科学的信息数据库和医疗服务质量监控体系，不仅能够详细实时地获取患者病情状况，进行及时有效的干预和管理，更有助于提高患者及家属对疾病的认知，有助于其积极主动投入慢性病自我管理，提高慢性病患者管理水平。医疗服务质量是医疗安全的核心，加强医疗服务质量控制和改进，才能保证医疗服务质量安全，同时医疗安全反映出医疗服务质量控制和改进的效果。医疗服务质量与服务水平息息相关，加强门诊医疗服务质量控制和改进的最终目的是更好地服务患者，通过对慢性病患者及时、有效、尽早及全面的干预和管理，能防止小病拖成大病、并发症出现、高危人群变成慢性病人群，减轻社会负担。

第三章　慢性病管理中的三级预防

在我国，健康管理出现的时间还很短，综合国内外对健康管理的几种代表性定义，结合我国《健康管理师国家职业标准》中关于健康管理师的职业定义：对个体或群体的健康进行全面监测、分析、评估，提供健康咨询和指导以及对健康危险因素进行干预的全过程，健康管理的宗旨是调动个体和群体及整个社会的积极性，有效地利用有限的资源达到最大的健康效果。医院健康管理是指在大型医院设立专门的健康管理科室，由专科医生和健康管理团队专门负责医院健康管理工作，如为就医者提供健康体检、健康咨询、健康指导、健康干预、健康评估和健康教育等一系列服务。如果遇到专科难题则利用医院强大的专家优势，及时向相关科室主任咨询和探讨，必要时可直接转向专科治疗。这种方式也能帮助医院建立"防治结合，预防为主"的新型医疗保健模式，有利于医院的可持续发展。

第一节　一级预防

一级预防是指防止疾病的发生，对危险因素进行预防、防范，如抗感染、加强营养、调整心理状态，主要针对未病人群，以教育为主。健康管理、健康教育与健康促进的理论与实践有着密切的联系。三者在分析问题、解决问题的思路上基本一致，都是以基线资料收集—需求评估—干预实施—效果评价为主线，只是健康管理引入了健康风险评估和管理学的理念，另外两者关注的重点不尽相同。健康教育本身就是健康管理干预实施过程中的主要手段之一。

一、健康教育和健康促进的含义

（一）健康教育的含义

健康教育（health education）是通过有计划的信息传播和行为干预，帮助个人和群体掌握卫生保健知识和技能、树立健康观念，使其自愿采纳有利的健康行为和生活方式的教育活动与过程，其目的是消除或减轻影响健康的危险因素，预防疾病，促进健康和提高生活质量。健康教育的着眼点是促进个人或群体改变不良的行为与生活方式。行为的改变以知识、信念、健康观的改变为基础，因此首先要使个体或群体掌握卫生保健知识，提高认知水平和技能，形成追求健康的理念，并为此自觉自愿地，而不是勉强地来改善自己的行为与生活方式。

世界各国的健康教育实践经验表明，行为改变是长期的、复杂的过程，许多不良行为与生活方式仅凭个人的主观愿望无法改变，还必须依赖支持性的健康政策、环境、卫生服务等相关因素。单纯的健康教育理论在许多方面已无能为力，已经满足不了社会进步与健康发展的新需要，在这种情况下，健康促进开始迅速发展。

（二）健康促进的含义

WHO给健康促进（health promotion）做如下定义：健康促进是促进人们维护和提高自身健康的过程，是协调人类与他们所处环境的战略，规定个人与社会对健康各自所负的责任。美国健康教育学家格林（Lawrence W. Green）指出：健康促进是指一切能促使行为和生活条件向有益于健康改变的教育与环境支持的综合体。其中，环境包括社会的、政治的、经济的和自然的环境，而支持即指政策、立法、财政、组织、社会开发等各个系统。1995年，WHO西太区办事处发表重要文献《健康新视野》，指出：健康促进是指个人与其家庭、社区和国家一起采取措施，鼓励健康的行为，增强人们改进和处理自身健康问题的能力。健康促进的基本内涵包含了个人和群体行为改变以及政府行为（社会环境）改变两个方面，并重视发挥个人、家庭、社会的健康潜能。

1986年，首届国际健康促进大会通过的《渥太华宪章》明确指出，健康促进涉及5个主要活动领域。

（1）建立促进健康的公共政策：健康促进的含义已超出卫生保健的范畴，各个部门、各级政府和组织的决策者都要把健康问题提到议事日程上。明确要求非卫生部门建立和实行健康促进政策，其目的就是要使人们更容易做出更有利健康的抉择。

（2）创造健康支持环境：健康促进必须为人们创造安全的、满意的和愉快的生活和工作环境。系统地评估快速变化的环境对健康的影响，以保证社会和自然环境有利于健康的发展。

（3）增强社区的能力：确定保健问题和需求是社区能力建设最佳的起点。社区居民有权、有能力决定他们需要什么以及如何实现其目标。因此，提高社区居民生活质量的真正力量是他们自己。要充分发动社区力量，积极有效地参与卫生保健计划的制订和执行，挖掘社区资源，帮助社区居民认识自己的健康问题，并提出解决问题的办法。

（4）发展个人技能：通过提供健康信息，教育并帮助人们提高做出健康选择的技能，以支持个人和社会的发展。这样就使人们能够更好地控制自己的健康和环境，不断地从生活中学习健康知识，有准备地应付人生各个阶段可能出现的健康问题，并很好地应付慢性病和外伤。学校、家庭、工作单位和社区都要帮助人们做到这一点。

（5）调整卫生服务方向：健康促进中的卫生服务责任由个人、社会团体、卫生专业人员、卫生部门、工商机构和政府等共同分担，必须共同努力，建立一个有助于健康的卫生保健系统。同时，要调整卫生服务类型与方向，将健康促进和预防作为提供卫生服务模式的组成部分，让广大人群受益。

二、健康教育与健康管理的区别与联系

从健康教育和健康管理的内涵和基本操作步骤来看，两者都运用了基线资料收集—需求评估—干预实施—效果评价的管理过程，在计划前研究和评估中，都会采用定量的问卷调查和一些定性的方法寻找问题的原因和可能的解决问题的办法。只不过健康教育主要侧重在知识、态度、信念、行为方面，而健康管理还重视从体格检查的资料获得信息，强调对行为与生活方式的长期、连续的管理。在制订计划中，健康教育更加重视目标人群的知识、态度、信念和行为的改变，而健康管理要在风险评估的基础上，提出针对个人的个性化的措施。在实施的过程中，健康教育通常运用教育、传播乃至政策的策略，针对目标人群进行教育和干预，而健康管理通常运用对个体进行生活方式的干预和健

康、疾病的咨询和指导策略。在评价方面,健康教育会进一步细分为过程评价、效应评价和结局评价,健康管理也类似,只是内容更侧重于行为的监测、健康指标的改善以及健康风险的变化。具体见表3-1。

表3-1 健康教育与健康管理的区别与联系

	健康教育	健康管理
内涵	有计划、有组织、有评价的教育活动和过程	健康监测、健康维护以及生活方式管理、疾病管理的过程
侧重点	知识、态度、信念和行为改变,提高人们的健康素养	健康风险评估、健康危险因素管理,改善人们的健康水平
对象	个体和群体,侧重群体	个体和群体,侧重个体
基本步骤	基线资料收集—需求评估—计划制订—干预实施—效果评价	基线资料收集—风险评估—干预、咨询、指导—效果评价
干预方法	信息传播、行为干预	行为干预、健康和疾病的咨询与指导、生活方式管理、疾病管理
效果评价	活动实施、人群参与情况;知识、态度、信念、行为的变化;健康指标的改善	健康相关行为、生活方式的改变;健康指标的改善;健康状况的提高、病情的改善;疾病或死亡风险的改变

三、健康教育在健康管理中的作用

健康管理是把健康监测和维护、健康相关行为以及治疗和康复都纳入管理并实施干预,干预手段主要是非临床的方法,即教育和管理。因此,健康教育无论是针对个体的健康管理,还是针对群体的健康管理,都是一种非常基本和重要的方法和策略。

(一) 在个体健康管理中的作用

用于个体的健康信息收集的问卷设计与健康教育常用的问卷相似,内容包含知识、行为与生活方式以及健康教育需求等问题。在对个体进行健康教育干预时,要应用健康教育中常用的大众传媒的人际传播和行为干预策略。因此,熟悉和掌握健康教育的理论和技能是实现有效健康管理的基础。

（二）在群体健康管理中的作用

在健康管理领域，健康管理师除了要做个性化的健康管理，还面临着家庭、社区、企事业单位、学校等以场所、人群为基础的群体健康干预。健康教育和健康促进是群体健康管理中的重要工具、方法和策略。健康教育计划设计、实施和评价的基本步骤与健康管理基本一致。与个体信息收集相类似，群体信息收集的问卷内容也与健康教育常用的问卷相近。在群体健康干预中，健康管理师要运用比针对个体更加全方位、多样化的手段，创造有利于健康的社会/社区环境和家庭氛围，包括健康促进的社会动员策略、群体行为干预的理论与方法、大众传播和人际沟通的技巧与方法等。

四、健康相关行为改变的理论

健康教育和健康管理都非常关注行为与生活方式。人的行为是一种复杂的活动，生活方式更是已经形成的行为习惯，行为与生活方式的改变是一个相当复杂、艰苦的过程，是一件说起来容易、做起来艰难并且痛苦的事。常用的行为改变理论可以帮助健康管理师充分地解释行为，找到改变行为的可能途径，有些行为干预理论也可以直接用来指导行为的干预。下面介绍行为诊断的方法和几个比较成熟的理论模式——"知信行"模式、健康信念模式、自我效能理论模式以及行为改变的阶段理论模式。

（一）"知信行"模式

"知信行"是知识、信念和行为的简称，健康教育的知—信—行（knowledge，attitude，belief and practice，KABP）模式实质上是认知理论在健康教育中的应用。"知信行"模式认为：卫生保健知识和信息是建立积极、正确的信念与态度，进而改变健康相关行为的基础，而信念和态度则是行为改变的动力。只有当人们了解了有关的健康知识，建立起积极、正确的信念与态度，才有可能主动地形成有益于健康的行为，改变危害健康的行为。

（二）健康信念模式

健康信念模式（health belief model，HBM）理论强调感知（perception）在决策中的重要性，是运用社会心理学方法解释健康相关行为的理论模式。该理论模式认为信念是人们采纳有利于健康的行为的基础，人们如果具有与疾病、健康相关的信念，他们就会采纳健康行为、改变危险行为。人们在决定是否采纳某健康行为时，首先要对疾病的威胁进行判断，然后对预防疾病的价值、采纳健康行为障碍、对改善健康状况的期望和克服行动障碍的能力做出判断，最后才会做出是否采纳健康行为的决定（图3-1）。

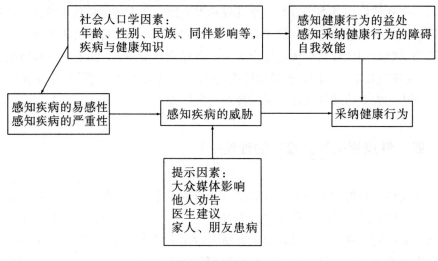

图 3-1　健康信息图

来源：Rosenstock M. Hstorcal Orgns of the Health Belief Model，Health Education Monographs.

在健康信念模式中，是否采纳有利于健康的行为与下列因素有关。

1. 感知疾病的威胁

对疾病威胁的感知由对疾病易感性的感知和对疾病严重性的感知构成。

对疾病易感性和严重性的感知程度高，即对疾病威胁的感知程度高，是促使人们产生行为动机的直接原因。

（1）感知疾病的易感性：指个体对自身患某种疾病或出现某种健康问题的可能性的判断。人们越是感到自己患某疾病的可能性大，越有可能采取行动避免疾病的发生。

（2）感知疾病的严重性：疾病的严重性既包括疾病对躯体健康的不良影响，如疾病会导致疼痛、伤残和死亡，还包括疾病引起的心理、社会后果，如意识到疾病会影响到工作、家庭生活、人际关系等。如此人们往往更有可能采纳健康行为，防止健康问题的发生。

2. 感知健康行为的益处和采纳健康行为的障碍

（1）感知健康行为的的益处：指人体对采纳健康行为后能带来的益处的主观判断，包括对保护和改善健康状况的益处和其他边际收益。一般而言，人们认识到采纳健康行为的益处，认为益处越高，则越有可能采纳该行为。

（2）感知采纳健康行为的障碍：指个体对采纳健康行为会面临的障碍的主观判断，包括行为复杂、时间花费、经济负担等。感觉到障碍多，会阻碍个体对健康行为的采纳。因此，个体对健康行为益处的感知越强，采纳健康行为的障碍越小，个体采纳健康行为的可能性越大。

3. 自我效能

自我效能是健康信念模式中的一个补充因素，强调自信心对产生行为的作用。参见下文自我效能理论。

4. 提示因素

提示因素指的是诱发健康行为发生的因素，如大众媒体告知的疾病预防与控制运动、医生建议采纳健康行为、家人或朋友患有此种疾病等，都有可能作为提示因素诱发个体采纳健康行为。提示因素越多，个体采纳健康行为的可能性越大。

5. 社会人口学因素

社会人口学因素包括个体特征，如年龄、性别、民族、个性特点、社会阶层、同伴影响，以及个体所具有的疾病与健康知识。具有卫生保健知识的人更容易采纳健康行为。对不同类型的健康行为而言，不同年龄、性别、个性特征的人采纳的可能性存在差异。

（三）自我效能理论模式

自我效能是美国心理学家班杜拉在 1977 年提出来的。自我效能指个体自己组织、执行某特定行为并达到预期结果的能力，即个体对控制内、外因素而成功采纳健康行为并取得期望结果的自信心、自我控制能力。自我效能是人类行为动机、健康和个体成就的基础，是决定人们能否产生行为动机和产生行为的一个重要因素。因为一般只有相信自己的行动能够达到预期结果，才愿意付出行动。否则人们在面对困难时就不会有太强的动机也不愿长期坚持。自我效能高的人，更有可能采纳建议的有益于健康的行为。

自我效能可以通过以下四种途径产生和提高。①自己成功完成过某行为：一次成功能帮助人们增加其对熟练掌握某一行为的期望值，是表明自己有能力执行该行为的最有力的证据。②他人间接的经验：看到别人成功完成了某行为并且结果良好，从而增强了自己通过努力和坚持也可以完成该行为的自信心。③口头劝说：通过别人的劝说和成功经历的介绍，对自己执行某行为的自信心增加。④情感激发：焦虑、紧张、低落等不良情绪会影响人们对自己能力的判断。因此，可通过一些手段消除不良情绪，激发积极的情感，从而提高人们对自己能力的自信心。

（四）行为改变的阶段理论模式

1982年，美国心理学家 Prochaska 和 DiClemente 首次提出行为改变的阶段理论，描述和解释了吸烟者在戒烟过程中行为变化的各个阶段以及在每个阶段主要的变化过程。该理论的主要依据是：人的行为变化是一个过程而不是一个事件，而且每个改变行为的人都有不同的需要和动机，只有针对其需要提供不同的干预帮助，才能促使教育对象向下一阶段转变，最终采纳有益于健康的行为。

行为改变的阶段理论把行为转变分为5个阶段。对于成瘾行为来说，还有第6个阶段即终止阶段。

1. 没有打算阶段（pre-contemplation）

没有打算阶段指在最近6个月内，没有考虑改变自己的行为，或者有意坚持不改变。他们不知道或没意识到自己存在不利于健康的行为及其危害性，对于行为转变没有兴趣，或者觉得浪费时间，或者认为自己没有能力改变自己的行为。处于该阶段的人不喜欢阅读、谈论或考虑与自身行为相关的问题或内容，有些人甚至有诸多理由为自身的行为辩解。

2. 打算阶段（contemplation）

打算阶段指在最近6个月内，人们开始意识到问题的存在及其严重性，意识到改变行为可能带来的益处，也知道改变行为需要代价，因此在益处和代价之间权衡，处于犹豫不决的矛盾心态阶段。

3. 准备阶段（preparation）

准备阶段指在最近 30 天内，人们郑重地做出行为改变的承诺，如向亲属、朋友宣布自己要改变某种行为，并有所行动，如向别人咨询有关行为改变的事宜、购买自我帮助的书籍、制订行为改变时间表等。

4. 行动阶段（action）

行动阶段指在 6 个月内，人们已经开始采取行动，但是由于许多人的行动没有计划性，或没有设定具体目标、实施步骤，没有社会网络和环境的支持，最终行动失败。

5. 维持阶段（maintenance）

维持阶段指改变行为已经达到 6 个月以上，人们已经取得行为转变的成果并加以巩固，防止复发。有些人在取得了行为改变的初步成功后，由于自身的松懈、经不起外界的诱惑等原因而复发。

6. 终止阶段（termination）

在某些行为，特别是成瘾行为中可能有这个阶段。在此阶段，人们不再受到诱惑，对行为改变的维持有高度的自信心。可能有过沮丧、无聊、孤独、愤怒的情绪，但能坚持、确保不再恢复过去的行为习惯。研究表明，约有 20％ 的人达到这个阶段。经过这个阶段便不会再复发。

处在不同阶段的人以及从前一个阶段过渡到下一个阶段时，会发生不同的心理变化。从没有打算阶段到打算阶段，主要经历对原有不健康行为的重新认识，产生焦虑、恐惧的情绪，对周围提倡的健康行为有了新认识，然后意识到应该改变自己的不健康行为；从打算阶段到准备阶段，主要经历自我再评价，意识到自己应该抛弃不健康的行为；从准备阶段到行动阶段，要经历自我解放，从认识上升到改变行为的信念，并做出改变的承诺；人们一旦开始行动，需要有许多支持条件来促使其进行下去，如建立家庭、社会支持网络，改变社会风气，消除促使不健康行为复发的事件，激励机制等。

五、健康教育计划的设计、实施与评价

健康教育或健康管理的基线资料收集—需求评估—干预实施—效果评价这

条主线，其实就是健康教育计划或健康管理计划的设计、实施与评价的全过程。美国著名健康教育学家劳伦斯·格林提出的 PRECEDE-PROCEED 模式就体现了这样一个过程，这个模式也是健康教育领域应用最广、最具权威性的模式。此处先介绍计划设计步骤，后文将就实施和评价步骤进行详细的介绍。

（一）需求评估

健康教育需求评估又称为健康教育诊断，根据 PRECEDE-PROCEED 模式，健康教育诊断包括如下内容：社会诊断、流行病学诊断、行为与环境诊断、教育与组织诊断及管理与政策诊断。

1. 社会诊断

社会诊断包括评估目标社区或人群的生活质量，并确定影响生活质量的主要健康问题；了解目标社区或人群的社会、经济、文化环境，与健康问题相关的政策，以及社区资源。

2. 流行病学诊断

流行病学诊断是在社会诊断已经确定影响生活质量的主要健康问题之后，运用流行病学方法，进一步明确健康问题的严重性与危害，从而明确社区的主要健康问题及其主要危险因素，并最终确定应优先干预哪个健康问题的分析过程。

3. 行为与环境诊断

确定影响健康状况的行为与环境因素，以及确定应该优先干预的行为与生活方式以及环境因素。环境因素包括社会因素和物质条件因素，如法规制度、社会经济、文化、宗教信仰、医疗卫生、工作环境、生活条件等，这些因素大多超出个人可以控制或改变的范围，但会对人们行为与生活方式的改善起到促进或阻碍作用，同时也会影响健康。行为诊断分析应遵循以下几个程序。

（1）区分引起健康问题的行为与非行为因素：对已知的一个健康问题必须分析其是否由行为因素所致。以高血压为例，过量饮酒、高盐饮食是行为因素，而遗传倾向、年龄等是非行为因素。

（2）区别重要行为与不重要行为：有两条原则。①行为与健康问题密切相关，有科学研究证明两者存在明确的因果关系。②经常发生的行为。如果行为与健康的关系不甚密切或者它们的关系仅仅是间接的，而且行为也很少出现，即可认为是不重要的行为。以心血管疾病的相关行为为例，吸烟与心血管疾病的相关性极强，而且吸烟者为数众多，因此吸烟就成为心血管疾病重要的危险行为。但是否吃早餐、是否喜欢喝茶等生活行为，与心血管疾病一级预防关系并不十分密切，可认为此行为相对于吸烟来说是不重要的行为。

（3）区别高可变性行为与低可变性行为：指通过健康教育干预，某行为发生定向改变的难易程度。高可变性行为：①正处在发展时期或刚刚形成的行为；②与文化传统或传统的生活方式关系不大；③在其他计划中已有成功改变的实证；④社会不赞成的行为。低可变性行为：①形成时间已久；②深深地植根于文化传统或传统的生活方式之中；③既往没有成功改变的实例。

慢性病的危险因素中可改变的危险因素包括吸烟、过量饮酒、不健康膳食、运动/身体活动不足、长期心理/精神紧张、心情郁闷；而不可改变的危险因素有年龄、性别、种族、遗传，这些因素虽然不可干预，但对于疾病风险的预测与评估有很大参考意义。健康管理就是要重点干预可改变的危险因素，认识不可改变的危险因素，在此基础上掌握管理中间危险因素（如肥胖、高血压、血脂异常等）的方法，同时理解、熟悉一些常见慢性病（如冠心病、糖尿病等）的临床过程和规律（早期识别、常见并发症等），以便开展慢性病管理，提高患者对治疗方案的依从性，管理患者的健康相关行为以配合治疗。

4. 教育与组织诊断

教育与组织诊断是分析影响健康相关行为和环境的因素，从而为制定健康教育干预策略提供依据。影响健康相关行为和环境的因素很多，一部分来源于个体，如个人的心理行为特性、认知、价值观等，另外还有个体的小环境，如亲属、朋友、老师、同事、所处组织的态度与评价，这种影响还来源于社会和物质环境，如宗教文化、法律法规、地理气候、社会服务等。影响健康相关行为的因素分为三大类：倾向因素、促成因素和强化因素。

5. 管理与政策诊断

核心是评估开展健康教育的资源与环境，包括组织资源、外部力量，以及政策支持环境。在管理诊断中，主要从组织内部和组织间两方面进行分析。组织内分析包括本组织机构的人力资源情况，以往工作经验，组织机构拥有的设备、技术力量，时间与经费是否充足等；组织间分析包括本地区是否有其他开展类似工作的组织机构，已开展哪些工作，有哪些成功的经验和失败的教训，可以发展成为合作伙伴的组织机构有哪些等。政策诊断主要分析项目与当地卫生规划的关系，地方政府、卫生部门对健康教育工作的重视程度以及投入的资源情况等。

通过需求评估，可以发现社区的需求是多方面、多层次的，在资源有限的现实情况下，不可能同时解决众多的健康问题，满足人们多方面的需求。为此，需要在众多的需求中，确定应优先解决的健康问题、优先干预的行为，并以此为基础，确定优先的健康教育项目。

（二）确定健康教育目标

任何一个健康教育计划都必须有明确的目标，它是制定项目干预策略和活动的前提，也是计划实施和效果评价的根据，如果缺乏明确的目标，整个计划将失去意义。

1. 计划的总体目标

计划的总体目标又称计划的目的，指计划执行后预期达到的最终结果。总目标是宏观的、长远的，描述项目总体上的努力方向。例如，在全人群控烟健康教育计划中，其总目标可以为："减少吸烟造成的呼吸道疾病的患病率"；在以青少年为目标人群的控烟健康教育计划中，总目标可以是"预防青少年吸烟，造就不吸烟的新一代"。

2. 计划的具体目标

计划的具体目标又称计划的目标，是对总体目标更加具体的描述，用以解释和说明计划总目标的具体内涵。因此，健康教育计划的具体目标需要包含具体的、量化的、可测量的指标，健康教育计划的具体目标，应该能够对以下问题做出回答。

Who——对谁？

What——实现什么变化（知识、信念、行为、发病率等）？

When——在多长时间内实现这种变化？

Where——在什么范围内实现这种变化？

How much——变化程度多大？

（三）制定干预策略

健康教育干预策略是实现健康教育目标的方针、战略，在一定高度上达到目标的途径和方法，是每一项具体干预活动的行为指导。健康教育干预策略有：

1. 教育策略

核心是教育人们形成有益于健康的认知和技能，从影响健康的因素角度讲，既作用于倾向因素，也作用于强化因素。在教育策略下，常用的健康教育活动很多，包括：

①大众传媒活动，如电视节目；

②借助印刷品媒介开展的活动，如分发小册子；

③人际传播活动，如专题讲座、健康咨询、入户访谈；

④因地制宜的社区活动，如义诊；

⑤民俗、文体活动，如庙会、赶集；

⑥卫生日主题活动等。

2. 环境策略

作用对象是影响行为的促成因素。例如，在某企业职工预防心脑血管疾病的健康教育中，食堂提供低脂、低盐的食物；在工作场所为职工提供一些健身设施和场地；为哺乳期女职工提供哺乳室等。上述活动使得目标人群能更加便捷地采纳健康行为。

3. 政策策略

政策策略从两方面作用于人群的健康行为。其一，政策策略可以支持并促使这些行为得以实现。例如，以社区为单位为 60 岁及以上老年人提供免费体检，保证基本的医疗卫生服务的可及性。其二，政策策略还可以通过影响资源配置、环境改善从而促进健康行为乃至健康，例如，保证防暑降温、防寒保暖、劳保设施，降低高危作业退休年龄等政策。但在调整工作时间的政策支持下，有些员工依然难以真正去运动，因此，还需要制定有关工间操制度、轮班制度，确保员工有时间做运动。

（四）制订实施和评价方案

健康教育策略和活动执行的质量如何，是否能按照项目的时间要求完成各项活动，直接关系到项目的成败。因此，健康教育的计划要包含实施和评价方案，后文将就实施和评价进行详细的介绍。

第二节 二级预防

二级预防，指在疾病的临床前期做好早期发现、早期诊断、早期治疗，如对于心肌梗死、脑梗死，已经发现有临床症状时，为防止并发症的发生和避免后遗症，使用阿司匹林或者降脂药物进行二级预防。健康风险评估是进行有效的健康服务计划和卫生行政管理的重要手段之一，对了解人群健康状况、合理地分配资源有着很大的作用。健康风险评估已在西方国家广为开展，特别是在健康保险和疾病预防领域。这不但为健康管理工作的开展提供了适宜的技术，同时为建立一个公共的健康风险评估平台、为卫生行政部门及国家决策部门提供了可靠的健康危险因素数据，为开展全民的健康促进工作提供了有效的检测工具。

一、健康风险评估概述

风险（risk）是人们在生活中可能经历的一种状况。广义而言，人们使用风险来描述结果不确定的状况。当实际结果与预期结果存在差异的时候，风险就产生了。生活本身是充满风险的，健康风险又是生活中非常常见的风险之一。人类始终在寻求安全保障。这种对安全保障的寻求推动着人类不断认识风险、规避风险，直至有意识地建立制度，使用管理技术，逐步实现风险管理。可以说，认识风险、规避风险、管理风险伴随着人类进化和社会发展的整个过程，没有对风险的认识和有效的防范，就没有人类今天的昌盛。

（一）健康危险因素的概念

慢性病在各个国家都是最常见的健康问题，而慢性病的治疗费用高昂，对政府和个人都是巨大的负担。WHO 在《2002 年世界卫生报告》中指出，高血压、高血脂、超重或肥胖、缺乏体力活动、蔬菜及水果摄入量不足以及吸烟，是引起慢性病的重要危险因素。而这些危险因素都和人们的生活方式密切相关。在目前的医学发展阶段，慢性病仍是无法治愈的，但其危险因素却是可以预防和控制的。特别是早期预防可极大地减少慢性病的发生和死亡。

（二）与生活方式相关的健康危险因素

现代医学认为，影响健康的因素成千上万，但归纳起来主要有行为与生活方式因素、环境因素、生物学因素、健康服务因素四大类。生活方式是一种特定的行为模式，这种行为模式受个体特征和社会关系所制约，是在一定的社会经济条件和环境等多种因素相互作用下形成的。建立在文化传承、社会关系、个性特征和遗传等综合因素基础上的稳定生活方式，包括饮食习惯、社会生活习惯等。众多研究表明，不良行为与生活方式对健康的直接或间接影响巨大，如吸烟与肺癌、慢性阻塞性肺疾病、缺血性心脏病及其他心血管疾病密切相关；吸烟、膳食不合理、身体活动不足，成为导致多种慢性病的三大行为危险因素。据调查显示，只要有效地控制行为危险因素，如不合理饮食、缺乏体育锻炼、吸烟、酗酒和滥用药物等，就能减少40％～70％的早死，1/3的急性残疾和2/3的慢性残疾。

（三）健康风险评估指标及其意义（举例）

1. 体重与体重指数

超重或肥胖的人罹患高血压、高血胆固醇或其他脂质代谢紊乱、2型糖尿病、心脏病、脑卒中和某些癌症的风险较大。减肥不仅有助于预防这些疾病，而且也会延缓病情的进展。保持适宜体重，不仅要关注体重，还要关注多余体脂储存部位，假如您的体型属于苹果型，则您体内多余的脂肪主要储存在腹部，这时您罹患心脏病和2型糖尿病的风险就比较大。

一个人的体重受多种因素影响，包括遗传、激素代谢以及膳食和身体活动等。许多人都有超重的问题，都在为减肥而努力。超重者一般来说都不喜欢运动，但这究竟是肥胖的原因还是结果目前还无法确定。关于体重的一般性建议是，将自己的体重控制在理想体重的120％以内。判断是否超重或肥胖的常用指标是体重指数（body mass index，BMI，体重和身高平方的比值，kg/m^2）。中国人肥胖控制指南中设定的男、女性超重标准为BMI≥24。

2. 血压

目前，中国有将近2亿高血压患者。高血压是一种严重的慢性病，它会导致脑卒中、心脏病、肾衰竭和其他疾病。血压是血液流动经过动脉时为抵御动脉壁的压力而形成的一种作用力。测量血压时，第一次测量的结果是收缩压，它是血液在射出心壁时所达到的最大值。舒张压是在两次心搏之间测定的结果。通常，血压以分数表示，分子为收缩压，分母为舒张压，比如"110/71 mmHg"。

收缩压≥140 mmHg，或舒张压≥90 mmHg，就可以诊断为高血压。改变生活方式，如经常参加运动、减少食盐的摄入、减肥以及避免酗酒通常就能有效地降低血压。如果改变生活方式还无法使血压下降，就需要采用药物治疗。

3. 总胆固醇

胆固醇是一种类似于脂肪的物质，它由肝脏经脂肪、碳水化合物和蛋白质合成，是一种结合剂，在它的作用下，细胞膜相互接合。它还是肾上腺素和维生素 D 合成的原料。总胆固醇（total cholesterol，TC）包括高密度脂蛋白胆固醇（high density lipoprotein-cholesterol，HDL－C）、低密度脂蛋白胆固醇（low density lipoprotein-cholesterol，LDL－C）以及载脂蛋白（a）、载脂蛋白（b）。总胆固醇的量由人体对脂肪的代谢途径决定，而代谢途径又受多种因素影响，如遗传、膳食以及肝脏、肾脏和甲状腺的功能等。尽管证据表明，高血胆固醇并不足以使每个人都发生心脏病，但绝大多数专家都认为，高血胆固醇与心脏病之间的联系强度可以与吸烟和癌症的关系相提并论。这种联系的强度在 55 岁以下男性人群中最高，且在女性和 55 岁以上人群中也很高。研究人员发现，胆固醇水平降低 1%，就意味着死于心脏病的危险性下降 2%。

美国有研究表明，过去 30 年里，心脏病的死亡率已经下降了 50%，很大程度上是因为了解了降低胆固醇水平及其对改善心脏病发作治疗效果的价值。采取有效干预措施后，在美国，心脏病死亡人数仍然占总死亡人数的 40%，在死因顺位上仍然高居榜首。

4. 高密度脂蛋白（HDL）和低密度脂蛋白（LDL）

通常我们不仅仅关注 HDL 的水平，更要看 TC/HDL 的值，用这一比值来衡量发生心脏病的危险。假如某人的 TC 水平为 200 mg/dl，HDL 水平为 50 mg/dl，则 TC/HDL=200/50=4.0。一般来说，就女性而言，偏低的 HDL 水平比偏高的 LDL 水平对预测心脏病发作风险更有价值。LDL 水平偏高对于预测男性发生心脏病发作极为重要。

5. 甘油三酯

甘油三酯是血液中另外一种脂质。人们在用餐后，机体将来源于食物的脂肪消化、吸收，并在"载体"蛋白质（脂蛋白）的作用下将其转运至机体各部位。甘油三酯经血液转运后可在多种组织中储存。一般来说，甘油三酯水平高的人罹患心脏病的风险就大。不过，假如胆固醇水平保持正常，仅是单纯性的甘油三酯水平升高，则风险就要低很多。甘油三酯水平升高还与糖尿病有密切关系，尤其是对已经有心脏病的患者。饮酒和胰腺疾病都会使甘油三酯的水平升高。

6. 脂蛋白（a）

脂蛋白是一种与 LDL 结构相近的颗粒，它含有的一种蛋白质称为脂蛋白（a）。因为遗传的不同，不同个体的这类蛋白质可能有所差异。研究表明，脂蛋白（a）也是心脏病和脑卒中的一项危险因素。血液中脂蛋白（a）的水平根据遗传和膳食的不同而变化。

7. 前列腺特异性抗原（prostate specific antigen，PSA）

PSA 是一种来源于男性前列腺细胞的蛋白质。PSA 目前多被用来作为前列腺癌的筛查指标。但正常及良性前列腺增生的前列腺上皮均可分泌 PSA，因此临床上对 PSA 水平升高应谨慎分析、区别对待。PSA 并不是反映前列腺癌的理想指标，但若是 PSA 水平过高，就提示需要进行其他更多的分析和检查。

（四）健康危险因素与健康风险评估指标的关系

开展健康风险评估，首先要建立健康风险评估指标体系，而健康危险因素与健康风险评估指标相对应。健康管理范畴的健康风险评估指标一般指的是影响人类健康的生物因素、社会因素和自然因素，不良的心理和行为等因素。慢性病风险评估指标包括可改变危险因素和不可改变危险因素。

（五）健康危险因素信息采集的常用方式

健康信息的采集可以通过多种渠道和方式来进行，如医疗机构的信息管理系统以及社区卫生服务机构的信息系统。信息中的很多部分可以作为健康危险因素的信息来源。

1. 生活方式评估问卷

生活方式评估问卷是指通过所收集的大量的个人健康相关信息，包括个人健康史、家族疾病史、生活方式、心理状态等问卷获取的资料，以及健康体检的结果，分析建立生活方式、环境、遗传等危险因素与健康状态之间的量化关系，确定服务对象的主要健康危险因素，并预测个人在一定时间内发生某种特定疾病或因为某种特定疾病而死亡的可能性，为服务对象提供一系列的评估报告，如反映服务对象各项检查指标状况的体检报告、反映精神状况的心理评估报告、疾病风险的预测报告以及综合的总体健康评估报告等。

2. 健康体检与预防性筛查

健康体检与预防性筛查是以服务对象的健康需求为基础，按照早期发现、早期干预的原则来选择项目，应该根据个体的年龄、性别、当前健康状况、居住生活环境和家族疾病史等进行适当调整。例如，建议 40 岁以上人群，每年针对心脑血管疾病、糖尿病、肿瘤等疾病进行体检；35 岁以上女性应每半年检查一次妇科肿瘤；对有高血压、糖尿病家族史的人群，安排相应的检查项目等。健康体检的结果对健康风险管理及干预具有明确的指导意义。

二、健康风险评估的一般原理

（一）健康风险评估的定义

健康风险评估（health risk appraisal，HRA）也称为健康危害评估，是一种分析方法或工具，用于描述和估计某一个体未来可能发生某种特定疾病或因为某种特定疾病而死亡的可能性。这种分析的目的在于估计特定事件发生的可能性，而不在于做出明确的诊断。健康风险评估，就是根据个人的生活方式、生理特点、心理素质、社会环境、遗传因素与健康状况，预测个人的寿命与其慢性病、常见病的发生率或死亡率，并通过数学模式，对上述可改变因素做出定量调整，从而重新估测人的寿命与发病率。因此，健康风险评估可以定义为："是对个人的健康状况及未来患病和（或）死亡危险性的量化估计"。

（二）健康风险评估的研究方向

（1）研究看起来健康而且没有任何疾病症状的人，其可能具有未来发生某种疾病或导致死亡的潜在风险。

（2）研究如何将导致风险的危险因素识别出来。

（3）研究如何消除或控制这些危险因素，达到预防疾病或延迟疾病发生的目的。

（三）健康风险评估的三个基本模块

健康风险评估包括三个基本模块，即问卷调查、危险度计算、评估报告（图 3—2）。目前，绝大多数健康风险评估都已计算机化。

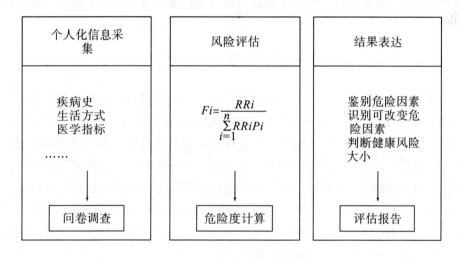

个人化信息采集

疾病史
生活方式
医学指标
……

问卷调查

风险评估

$$F_i = \frac{RR_i}{\sum\limits_{i=1}^{n} RR_i P_i}$$

危险度计算

结果表达

鉴别危险因素
识别可改变危险因素
判断健康风险大小

评估报告

图 3—2　健康风险评估原理

三、健康风险评估的主要作用

（一）鼓励和帮助人们调整不健康的行为

健康风险评估最早是被当作健康教育的一个工具，它为医生与患者之间沟通疾病预防方面的信息提供了一个很有说服力的工具。健康风险评估通过个性化、量化的评估结果，帮助个人认识自身的健康危险因素及其危害与发展趋势，指出了个人应该努力改善的方向，有利于医生制订针对性强的系统教育方案，帮助人们调整不健康的行为。

（二）帮助制订个体化的健康干预措施

通过健康风险评估，可以明确个人或人群的主要健康问题及其危险因素，应对评估结果进行仔细的分析和判断，如区分引起健康问题的行为与非行为因素、可改变和不可改变因素，区分重要行为与非重要行为（行为与健康问题相关的密切程度及是否是经常发生的行为），区分高可变性行为与低可变性行为（即通过健康干预，某行为发生定向改变的难易程度）等。由于健康问题及其危险因素往往是多重的，故健康干预的内容和手段也应该是多方位的。对健康风险评估结果的详细分析，有利于制订有效而节约成本且可行的个体化健康干预措施。

（三）干预措施的有效性评价

干预措施的有效性评价是指客观实际与预期结果进行的比较，其实质是不断地进行比较，包括实施情况的比较和结果的比较，只有比较才能找出差异、分析原因、修正计划、完善执行，使工作取得更好的效果。要进行评价，测量是必需而重要的手段。测量包括对健康干预依从性的测量、对健康评价指标及经济评价指标的测量，以及对参与者满意度的测量等。准确的信息是评价成功的保障，必须具备完善的信息系统，准确地收集、分析和表达资料。健康风险评估通过自身的信息系统，收集、追踪和比较重点评估指标的变化，可对健康干预措施的有效性进行实时评价和修正。

（四）进行健康管理人群分类

健康风险评估的一个重要用途是根据评估结果将人群进行分类。分类的标准主要有健康风险的高低和医疗花费的高低。前者主要根据健康危险因素的多少、疾病危险性的高低等进行人群分类，后者主要根据卫生服务的利用水平、设定的阈值或标准等进行人群分类。不难理解的是，高健康风险的人群，其医疗花费通常也处于较高水平。

对于分类后的各个人群，由于已经有效地鉴别了个人及人群的健康危险状态，故可提高干预的针对性和有效性，通过对不同风险的人群采取不同等级的干预手段，可达到资源的最大利用和健康的最大改善。换句话说，健康风险评估后的各个人群，可依据一定的原则采取相应的策略进行健康管理。

四、健康影响因素

保护健康和预防疾病，首先要知道影响健康的因素是什么。预防医学把影响个体和人群健康状态的因素称为健康影响因素。随着医学模式的转变，我们对健康影响因素的了解越来越深入。

（一）环境因素

1. 社会经济环境

（1）社会制度与政策：社会制度是一定历史条件下形成的社会关系和社会活动的规范体系；社会政策是社会公共权威在一定的历史时期为达到一定目标而制定的行动方案和行为依据，它也是一定社会生活的行为准则和行为依据。社会制度与政策可通过不同的分配和福利制度、经济发展模式、对卫生资源配置的影响以及对人们的行为和选择的影响等途径来影响人们的健康。

（2）个人收入和社会地位：研究表明，个人收入和社会地位是重要的健康影响因素。健康状态每一点的改善都与个人收入和社会地位有关。另外，一个合理繁荣和社会福利公平的社会，会使人们享受到更好的健康服务。

（3）文化背景和社会支持网络：文化背景包括人们的信仰、价值观、行为规范、历史传统、风俗习惯、生活方式、地方语言和特定表象等，它通过潜移默化的作用影响着人们的健康。社会支持网络是一个人在社会中所形成的人际关系。良好的健康与家庭、朋友和社会的支持密切相关。

（4）教育：健康状况与文化程度有密切关系。文化水平和受教育程度增加了就业和提高收入的机会，并提高了人们控制生活条件和自我保健的能力。

（5）就业和工作条件：拥有控制工作条件和较少担心失去工作导致的紧张情绪的人群，会有更健康的身体，而失业明显会对健康产生不利影响。

2. 物质环境

影响健康的物质环境，按照物质的性质可分为：

①生物因素，外界环境中的各种生物因子，包括寄生虫、支原体、真菌、

细菌、病毒等。

②化学因素，生活和职业环境中的各种有机和无机化学物质，如农药、苯、铅、汞、二氧化硅粉尘、二氧化硫等。

③物理因素，气温、湿度、气流、气压等气象条件，噪声和振动，电磁辐射和电离辐射等。

④建筑环境因素，如住房、工作场所的安全，社区和道路的设计、绿化等。物理、化学和生物因素往往以空气、水、土壤和食物为载体，并通过呼吸道吸入、消化道消化吸收、皮肤渗入和被咬伤而进入人体；建筑环境因素则通过影响人的行为来影响健康。

物理、化学和生物因素的来源一般包括：

①自然环境中的各类物质；

②工业生产的有害物质；

③农业耕种等条件下产生的各种有害因素。

（二）行为与生活方式因素

生活方式是个人或群体在长期的社会化进程中形成的一种行为倾向或行为模式，这种行为模式受个体特征和社会关系所制约，是在一定的社会经济条件和环境等多种因素相互作用下形成的。健康相关行为是指人类个体和群体与健康和疾病有关的行为。按照行为对行为者自身和他人健康状况的影响，健康相关行为可分为促进健康行为和危害健康行为。前者指个人或群体表现出的、客观上有利于自身和他人健康的行为；后者指偏离个人、他人和社会健康期望，不利于健康的行为。危害健康的行为与生活方式包括不合理饮食、吸烟、过量饮酒、缺乏身体活动、不安全性行为、吸毒、药物依赖、驾车与乘飞机不系安全带等。不良行为与生活方式与慢性病的关系尤为密切。

（三）生物遗传因素

人体的生物学特征是健康的基本条件。遗传因素包括免疫、生长发育、衰老等。许多疾病与遗传因素有关，有的单基因遗传病直接与遗传因素有关。但是，绝大多数疾病是基因与环境和生活方式共同作用的结果。遗传因素也是造成机体对某些环境污染物易感的重要因素。肝肾功能不良的患者，由于其解毒、排泄功能受影响，暴露于环境污染物下易发生中毒。

（四）卫生服务因素

卫生服务尤其是维持和促进健康、预防疾病和损伤、健全的卫生机构，完备和质量保证的服务网络，一定的经济投入，公平合理的卫生资源配置，以及服务的可及性保证，对人群健康有着重要的促进作用。

健康影响因素是如何作用于人体来影响健康的？有许多学说对此进行解释，但目前公认的是健康生态学模型。健康生态学模型强调个体和人群健康是个体因素、卫生服务以及物质和社会环境因素相互依赖和相互作用的结果，且这些因素也相互依赖和相互制约，以多层面上交互作用来影响个体和群体的健康。健康生态学模型作为一种思维方式，它是总结和指导预防医学和公共卫生实践的重要理论模型。

五、健康风险评估的操作方法

健康风险评估在操作上通常采用信息技术（information technology，IT），通过软件或各种信息系统平台来收集并跟踪反映个人健康状况的各种信息，为个人提供个人健康信息清单、个人疾病危险性评价报告、个人健康管理处方及如何降低和控制危险因素的个人健康改善行动指南，调动个人及集体的积极性，在个人与医生之间建立交流平台，从而有效地预防和控制以成年人为主要人群的肥胖、高血压、糖尿病、冠心病、脑卒中、癌症等慢性病的发生和发展。

（一）工作条件

（1）风险评估表格、软件或网站。

（2）计算机：基本配置和录入软件程序等。

（3）体重计、血压计、体检设备及常规生化指标实验检查设备。

（二）内容和方法

1. 个人健康信息管理

个人健康信息管理包括疾病史、家族史、膳食及生活方式、体力活动、体格测量、心电图检查和临床实验室检查等个人健康信息。

2. 个人疾病危险性评估

对个体主要慢性病（肥胖、高血压、冠心病、糖尿病、脑卒中等）的危险性进行定量评估，包括未来若干年内患某种疾病的可能性（绝对危险性）和与同年龄、同性别的人群平均水平相比，个人患病危险性的高低（相对危险性）。

3. 个人健康指导

制订以降低及控制个人危险因素为目标的个人健康管理处方及相应的健康促进措施并进行跟踪；按疾病危险程度分级，对高、中、低危的管理对象分别制订随访时间，跟踪危险因素的变化，对健康促进的效果进行评估，并及时调整健康促进措施。

（三）步骤

1. 采集个人健康信息，进行有关医学检查

服务对象在健康管理师、医生的指导下单独或共同填写"个人健康及生活方式信息记录表"，内容包括疾病史、家族史、膳食及生活方式、体力活动等，并进行体格测量、心电图检查和临床实验室检查等。

2. 信息录入及报告打印

信息收集完成后，由健康管理师或医生利用互联网评估或计算机软件评估个人的危险因素情况及特定疾病的患病风险，进而汇总"个人健康信息清单"、按病种分类的"疾病危险性评价报告"及"个人健康管理处方"等。

3. 跟踪指导

健康管理师或医生将评估的结果，包括"个人健康信息清单"、现患疾病及家族史、"疾病危险性评价报告"、疾病危险程度分级、"个人健康管理处方"及医生管理重点提示等定期提供给服务对象并解释，与服务对象保持联系，提醒服务对象按健康管理处方及健康行动计划去做。服务对象也可通过电话、门诊咨询等方式与负责医生保持联系。使用互联网的服务对象可通过网站查询及使用自己的健康资料。

4. 随访

按服务对象的疾病危险程度分级，可以根据临床指南以及疾病管理的原则确定随访的时间。对高度危险的服务对象，随访时间一般为每三个月一次；对中度危险的服务对象，随访时间一般为每六个月一次；对低度危险的服务对象，随访时间为每年一次。

随访时服务对象可以再次填写"个人健康及生活方式信息记录表"，也可以写"个人健康管理日记"，作为随访的信息来源，记录膳食、运动量等方面的内容。进行再次评估后服务对象会得到同样类型的一组报告，所不同的是所有的结果都将与上一次评估结果进行比较。

5. 效果考核与评价

效果考核与评价包括个人健康危险信息的知晓度，参加个人的健康改善知识、行为变化，危险因素的控制情况，以及不同病种的控制率和有效率。对健康管理师及服务医生的考核，考核的内容包括工作量（管理人数、工作记录等）、参加者对服务的满意度（问卷调查）等。

在疾病临床前期做好早期发现、早期诊断、早期治疗的"三早"预防工作，以控制疾病的发展和恶化。早期发现疾病可通过普查、筛检、定期健康检查、高危人群重点项目检查及设立专科门诊等。达到"三早"的根本办法是提高医务人员诊断水平和建立社会性高灵敏而可靠的疾病监测系统。对于某些有可能逆转、停止或延缓发展的疾病，则早期检测和预防性体格检查更为重要。对于传染病，除了"三早"，尚需要做到疫情早报告及患者早隔离，即"五早"。

第三节　三级预防

危险因素作用于机体到疾病临床症状的出现，有一个过程。人的健康问题的出现，是一个从接触健康危险因素、机体内病理变化从小到大，到最后导致临床期疾病发生和发展的过程。根据疾病发生、发展过程以及健康影响因素的特点，把预防策略按等级分类，称为三级预防策略。三级预防是指临床的预防，主要针对患病人群借助各种临床治疗方法，预防并发症和延缓疾病发展。

一、临床预防服务概念及内容

临床预防服务指在临床场所对无症状的"患者"病伤危险因素进行评价，然后实施个体干预措施来促进健康和预防疾病。这里说的无症状的"患者"是指因某一较轻症状来看病者，或存在将来有可能发生严重疾病危险因素的那些就医患者。对后一严重疾病来讲，该患者还没有出现症状，但这是预防干预的好时机。在选择具体的措施时考虑的是能够对健康者和无症状的"患者"采取的预防方法，即只针对一级预防和二级预防，并且是临床医生能够在常规临床工作中提供的预防服务，如通过个体的健康咨询和筛检早期发现患者。

临床预防服务的内容通常有求医者的健康咨询（health counselling）、筛查（screening）、化学预防（chemoprophylaxis）和接种。

健康咨询是通过收集求医者的健康危险因素，与求医者共同制订改变不良健康行为的计划，随访求医者执行计划的情况等一系列的有组织、有计划的教育活动，可促使求医者自觉地采纳有益于健康的行为与生活方式，消除或减轻影响健康的危险因素，预防疾病，促进健康，提高生活质量。它是临床预防服务中最重要的内容。详见一级预防的相关内容。

二、个体疾病风险评估与健康维护计划

疾病风险评估指在临床工作中从采集病史、体格检查和实验室检查等过程中收集有关个体的危险因素信息，为下一步对危险因素的个体化干预提供依据。疾病风险评估不应是一种独立于常规的患者诊疗过程的工作，而应该是通过适当的训练后，医生把疾病风险评估作为采集病史、体格检查和实验室检查中不可缺失的一部分。例如，增加健康风险度的个人特征（如吸烟和家族史）一般可记录在病史里，通过仔细体格检查可以发现临床前期疾病状态，而常规的实验室检查就可发现生理性的危险因素。

医生在进行疾病风险评估的基础上，根据患者的年龄、性别，以及个体的危险因素，制订符合其本人的健康维护计划。健康维护计划的系列干预措施具体包括做什么、间隔多长时间做1次、什么时候做。按照临床预防服务的内容，预防干预活动一般包括健康咨询指导、疾病的早期筛查、现患疾病管理和随访等。健康维护计划的一个重要内容是根据危险因素的评估以及患者的性别、

年龄的信息，确定干预的措施，包括健康咨询、健康筛查、免疫接种和化学预防。由于危险因素与健康之间是多因多果的关系，采取的干预措施也应该是综合的。针对性的健康教育取决于患者本身有什么不良的行为与生活方式。

三、慢性病临床预防医学的主要特征

（一）临床医学研究和服务的对象

临床医学研究和服务的对象是人。其复杂性大大超过其他自然科学。

（二）临床工作具有探索性

临床上面对患者，不可能在未知因素全部搞清楚后再去防治，只能探索性地最大限度地缓解患者的痛苦，挽救和延长患者的生命。这是临床医学与许多应用科学的显著区别之一。

（三）临床医学启动医学研究

医学发展史上，对疾病的认识通常是从临床上先总结出这些疾病的表现规律，然后才进行基础研究。

（四）临床医学检验医学成果

无论是基础医学还是其他学科的医学成果，都必须在临床应用中得以检验。离体研究的成果不一定适用于整体或在体的情况，动物实验的结果也不能完全取代人体试验的结果。

四、临床预防主要诊断方法和技术

（一）病史采集

采集病史是医生诊治患者的第一步。通过问诊，了解疾病的发生、发展、诊治经过，既往健康状况和曾患疾病的情况，对诊断具有极其重要的意义，也为随后对患者进行的体格检查和各种诊断性检查的安排提供了最重要的基本资料。

（二）体格检查

体格检查，是指医生运用自己的感官，或借助传统简便的检查工具，如体温表、血压计、叩诊锤、听诊器、检眼镜等，客观地了解和评估患者身体状况的一系列最基本的检查方法。有临床经验的医生对常见、多发疾病通过体格检查再结合病史就可以做出临床诊断。医生进行全面体格检查后对患者健康状况和疾病状态做出的临床判断称为检体诊断。

（三）实验室诊断

临床实验室检查内容：血液学检验、体液与排泄物检验、生物化学检验、免疫学检验、病原体检验等。其结果中"正常值"目前尚无确切的定义和概念，故已被参考值或参考范围的概念替代。参考值和参考范围均是应用统计学方法而产生。参考值是指对抽样的个体进行某项目检测所得的值。所有抽样组测得的平均值加减两个标准差即为参考范围。某项目检测时，各医疗单位因使用的方法和仪器不同，又可有不尽一致的参考值，故各实验室对某些检验项目应建立自己的参考值，供临床参考用。

（四）影像学检查

临床常用的医学影像学检查有 X 线检查、超声、计算机体层成像（computed tonography，CT）和磁共振（magnetic resonance，MR）成像。20 世纪 70 年代以来，由于单光子发射计算机体层成像和正电子发射计算机体层成像技术的发展，核医学显像成为临床医学影像诊断领域中一个重要组成部分。

（五）其他临床辅助检查

临床医学诊断，除前述病史采集、体格检查、实验室检查、影像学检查等，还有许多其他基于器械的辅助检查方法，如心电图检查、核医学检查、内镜检查，等等。

五、临床医学的主要治疗方法

医学虽然有数千年历史，但 20 世纪以前，医学治疗的效果非常有限。医生可能偶尔治好一些患者，但更多的时候，只是"开出处方，等患者死亡或自然痊愈"。自 20 世纪开始，医学治疗发生了翻天覆地的变化。许多确切有效的药物，如维生素、抗感染药物、抗肿瘤化学治疗药物、降血压药物、抗精神病药物等被发明或发现，外科手术不断完善，新的治疗手段不断涌现。治疗大体分为药物治疗、手术治疗、介入治疗、物理疗法和其他治疗方法，如"生活方式干预"治疗、心理治疗等。

（一）药物治疗

药物治疗是最常用和最主要的治疗方法。我国管理部门对药品的定义为：用于预防、治疗、诊断人的疾病，有目的地调节人的生理功能并规定有适应证或者功能主治、用法和用量，包括中药材、中药饮片、中成药、化学原料药及其制剂、抗生素、生化药品、放射性药品、血清、疫苗、血液制品和诊断药品等。根据药物的性质、剂型、组织对药物的吸收情况及治疗需要，药物给药途径可有口服、舌下含化、吸入、外敷、直肠给药、注射（皮内、皮下、肌内、静脉、动脉注射）等。

（二）手术治疗

手术是外科治疗中的重要环节，是指用不同器械和仪器对机体组织或器官进行切除、修补、重建或移植等，以解除患者痛苦，达到治疗的目的，有时也作为检查、诊断的方法。外科手术根据专科可分为骨科手术、泌尿外科手术、妇科手术、产科手术、脑外科手术、胸外科手术等，根据操作复杂程度分为大手术、中等手术、小手术，根据急缓程度分为急诊手术、限期手术、择期手术、肿瘤手术，根据远期的影响分为根治性手术、姑息性手术，根据无菌程度分为无菌手术、污染手术、感染手术。近几十年来，微创外科手术，如显微外科手术和内镜手术逐渐发展和普及，越来越多地取代了传统手术。

（三）介入治疗

介入治疗是指在医学影像或内镜的导向下，利用经皮穿刺和导管技术，通过药物、物理、化学等手段直接消除或减轻局部病变，从而达到治疗目的。介入治疗具有微创、可重复性强、定位准确等特点，对有些疾病，其疗效优于传统内外科治疗。目前，介入治疗技术主要有血管性介入技术、非血管性介入技术、内镜下的介入技术。

（四）放射治疗

放射治疗是利用放射线如放射性核素产生的 α、β、γ 射线和各类 X 线治疗机或加速器产生的 X 线、电子束、质子束及其他粒子束等治疗疾病。

（五）物理疗法

物理疗法是应用自然界和人工的各种物理因子作用于机体，达到预防、治疗疾病和康复的方法。现代物理疗法的方法很多，包括电疗、超声治疗、磁疗、生物反馈、音乐电疗、光疗、冷热治疗、水疗、高压氧疗法等。目前物理疗法已成为临床治疗学中不可缺少的重要部分，广泛用于：

①各种炎症尤其是慢性炎症的恢复治疗；

②各种神经系统疾病或损伤的恢复治疗；

③各种原因导致的肌肉损伤的治疗；

④术后并发症的治疗；

⑤有一些疗法如超声波扩大了原有的作用，成为外科手术工具。

六、临床医学在慢性病健康管理中的应用

（一）临床医学是健康管理的学科基础

健康管理的学科基础涉及医学、管理学与生物信息学等领域，是相关学科专业基础知识在健康管理理论研究和实践中的应用概括。临床医学作为现代医学创新体系的重要组成部分，为健康管理奠定了坚实的学科基础。在实施健康管理的全面检测，特别是健康体检过程中，临床医学绝大部分学科为其提供了重要的人才和技术支撑，同时也为进一步开展风险评估、有效干预和连续跟踪打下了牢固的专业基础。没有临床医学的支撑，健康管理就失去了学科发展的根基。

（二）健康管理是临床医学的学科延伸

临床医学是以患者为中心，以疾病检查、诊断、治疗和康复为服务内容，以药品、诊疗设备和康复器械为服务手段，重点关注疾病的诊断和治疗。而健康管理则是以健康为中心，以健康检测、健康评估、健康干预和健康跟踪为服务内容，以健康信息系统、生物医学技术、健康评估模型、健康干预技术、健康监测与移动可穿戴技术为服务手段，更关注和重视临床前期和临床后期的健康问题。由此可见，健康管理充分拓展了临床医学的服务内容，突破了临床医学的服务边界，使临床医学向预防医学和康复医学大幅延伸。

（三）健康管理与临床医学的融合发展

健康管理与临床医学的相互关系，决定了两者在服务目的、服务内容、服务模式、服务技术和服务手段等方面既有专业的区别，也有科学的融合。健康管理依靠临床医学的人才和技术开展工作，临床医学需要健康管理来弥补自身服务方面的缺陷和不足。随着健康管理与临床医学的不断融合发展，以健康管理为核心的健康管理学与临床医学并存，促进了现代医学的创新。

七、临床医学在健康管理中的实际应用

（一）临床医学诊断方法在健康管理中的应用

临床医学用于诊断的问诊、体格检查、实验室检查和辅助检查为健康管理信息采集的基本方法。健康管理人员运用临床医学诊断的基本方法，对健康管理对象开展问卷调查、体格检查、实验室检查和辅助检查，从而全面了解健康管理对象的各种病史、行为与生活方式、健康现况以及是否存在疾病或其他健康问题等，为进一步开展健康风险评估与健康干预提供依据。

（二）临床医学非药物治疗在健康管理中的应用

临床医学非药物治疗是指针对某些疾病所提出的辅助治疗方法，如针灸、推拿、康复理疗以及营养食疗、运动疗法和心理干预等。这些方法为健康管理方案的制订和实施提供了更多的选择，已被健康管理领域大量用于慢性病早期

健康人群、亚健康人群和康复人群。

（三）临床医学指南成为共识共用

目前，慢性病是全球的公共卫生问题，因此，与各种慢性病相关的诊疗指南或共识不断出台或更新，为临床医生诊治慢性病提供了科学的临床路径。同样，慢性病的各种诊疗指南或共识也为健康管理从业人员对院外慢性病人群实施健康管理提供了重要的指导和依据。

（四）临床医学思维方法在健康管理中的应用

临床医学思维是临床医生根据患者病情，理论联系实际进行分析、综合、类比、判断和鉴别诊断，并最终做出正确决策的处理问题方法，对健康管理人员也有一定的启示和借鉴作用。在健康管理过程中，健康管理人员可借鉴临床思维方法对管理对象的所有信息进行综合分析和判断，从而明确健康风险因素、评估健康风险程度，并制订科学合理的健康干预方案，以指导健康管理活动。

三级预防是对已患某些疾病的人采取及时的、有效的治疗措施，防止病情恶化，预防并发症和伤残；对已丧失劳动力或残疾者，主要促使功能恢复、心理康复，进行家庭护理指导，使患者尽量恢复生活和劳动能力，能参加社会活动并延长寿命。

第四节　临床实例

一、四川大学华西医院健康管理中心

随着人们的健康保健意识不断增强，健康管理越来越受到社会重视。健康管理是基于现代生物医学和信息化管理技术模式，从社会、心理、生物的角度为每个人提供全面的健康保障服务。四川大学华西医院健康管理中心 2006 年成立，总面积 3000 余平方米，原计划每天最大容量完成体检 320 人次，但实际上 2016 年数据显示每天体检人数增至 350 人，目前每年完成体检 10 万人次以上。

（一）健康管理中心服务管理

1. 优化体检流程

针对体检登记口拥堵的现状，增设窗口进行分流。首先，根据客户类型，增加一个特殊检查客户接待点，并对普通客户体检登记口进行重设，从原来的2个窗口增加为4个窗口，客户排队等候时间从原来超过30分钟减少到8分钟左右。

针对部分检查间拥堵的现状，采用分层分段式管理，加强信息沟通。中心有1个接待大厅、2个体检区域，每厅设楼层负责人，每2~3个检查间设区域负责人，责任具体落实到位，工作人员分流岗位相对固定，同时与其他岗位的工作人员互动，及时分流受检客户，缩短等待时间。

2. 采用信息化管理

针对各类体检设备中需要通过手工录入客户信息的现状，中心借助信息化在相应诊间和检查间增设电子扫描仪，使体检客户的信息首次录入后，在当天检查的各个环节，均不重复录入，既保证了信息的准确性又减少了录入错误的发生，并缩短了客户候检时间。针对总检报告手工登记交接的不足，中心利用受检者总检报告封面上的信息条码，采用电子扫描仪，替换手工查对，极大地节约了交接时间。

3. 加强员工心理及专业技术培训

针对员工年轻化特点，重点落实制度建设与员工综合素质培训，健全工作人员管理制度，规范操作流程；不断提高服务礼仪与沟通技巧，提升服务态度与质量，并针对性地进行心理疏导，如请心理卫生中心教授来本中心开展"员工如何控制情绪"等专业讲座，使员工积极控制与调节工作情绪，愉快工作。

4. 强化业务学习

每周开展管理沙龙，主要讨论工作中遇到的问题与困惑，分享解决方法，提升员工解决问题的能力。每两周开展一次专科业务学习，使员工熟悉并掌握新技术与新业务。

（二）以体检客户为中心的服务理念

健康管理中心设置和管理好每一个体检环节，优化体检流程，制定相应的管理策略，从而有效地保证体检工作的顺利完成。

1. 准备工作

（1）制定合理的体检套餐。

根据体检客户的健康需求，协助选择个性化的体检套餐。中心针对不同的目标人群，精心设计了多款个性化体检套餐，如糖尿病套餐、高血压套餐、脑卒中套餐等，还专门为女性设计了体检套餐系列。在套餐基础上还可结合个人情况，进行项目的增减，这种方式可让体检客户感受到细致的关怀，很受体检客户的欢迎和受到普遍好评。

（2）做好协调服务工作。

办公室人员于体检前1周及时与体检单位负责人核对体检人数和检查项目，发放体检须知及注意事项。对于团体体检，合理安排人数，使体检客户按预约分批次、分时间段前来体检，尽量避免形成高峰，减少等候时间。

（3）完善体检指引单的信息。

体检指引单不仅有完整的个人信息，包括姓名、年龄、性别、照片、团体名称，还标明了检查项目，每个项目附有注意事项（是否需要空腹、需要憋尿），一目了然，还备注了简明的体检流程。体检客户可根据流程图有序进行体检，避免来回奔波，浪费时间。

（4）优化服务流程。

为了提高服务质量，减少体检客户来回折返，除大型检查外，其他检查项目均设置在同一层楼完成。各检查室门口设有醒目的标识牌，注明科室名称；地面有相应的标识，清晰易懂，便于体检客户识别及寻找。此外还制订了一系列方便、实用的管理中心服务流程，在体检门诊大厅放有精美的体检流程图，为体检客户了解、掌握体检服务流程提供帮助与指引。

（5）创造舒适环境。

强调室内必须空气新鲜、条件舒适、环境清洁及安静。在检查前保持房间通风30分钟，将室内温湿度调整到适宜状态，并备好饮用水、一次性纸杯、报纸、健康教育杂志等，为体检客户创造一个安静、安全、被尊重、舒适的环境。

2. 体检中管理

（1）采用弹性工作制。

在体检高峰时段临时增加医护人员，缩短体检客户等候时间，并做好疏导分流和候诊秩序工作，如将抽血高峰期集中在9：30前，待高峰期结束后，将抽血室的6人调减为2人，其余人员增援不同区域的导诊工作。

（2）体检过程全程导诊。

体检当天根据体检项目及人数，安排数名护理人员全程导诊，如告知体检须知、讲解体检流程、引导体检路线、维护体检秩序、检查体检项目完成情况，保证体检客户尽快、有序地完成体检项目。

（3）建立"绿色通道"。

对于糖尿病患者、高血压患者、老年人及行动不便者等特殊人群建立体检"绿色通道"，实行优先体检，缩短其等候时间。

3. 检后服务

（1）健康档案的建立。

体检完成后，管理中心为每一位体检客户建立电子健康档案。为每位体检客户都编有固定的体检号，并建立健康档案，保存于电脑中，便于随时查询体检客户在我院的任何一次体检结果，并分析2次体检结果的数据，从而便于制订更适合体检客户的保健治疗方案。

（2）体检报告的复核制度。

体检结束后，护理人员及时将各项外围报告录入电脑，然后由高年资医生担任总检医生，进行综合评估，做出总检结论。总检医生及时完成总检报告，并交叉检查，签字后才能生效。如果总检医生总检报告时发现检查结果有误或结果有疑问，要锁定该份报告，通过相应程序核实后再完成此份报告的总检，保证每一份体检报告送到单位团队或个人手中时，其信息是可靠、准确的。

（3）完善的检后咨询。

依托医院医疗资源平台，针对个人体检客户，每周一到周五下午总检医生会进行免费现场一对一咨询，有针对性地提出防病知识指导，对检出疾病者给予及时的指导使其就诊，进行早期治疗；为团体体检的单位提供职工发生的常见病和多发病的疾病统计分析表，在此基础上还组织知名医生上门进行健康讲座及现场咨询答疑服务。通过健康干预可以控制和减少亚健康状态，减少糖尿病、高血压等慢性病的发病率。

从体检客户进入科室选择体检套餐开始，到抽血化验、各诊断室检查、接收体检报告表、领取体检报告或体检后期（检后）咨询等全过程，要注意体检客户所希望用相对少的时间和精力，高质量地完成体检工作，并获取有针对性的健康信息的心愿是否得以满足，任何一个环节细小的疏忽都会降低体检客户的满意度。因此，中心管理小组成员每天要认真考虑和分析，找出存在的问题，优化体检流程，提高工作效率，从而保证健康体检质量和提升优质服务水平。每个体检项目环环相扣，处处有医务人员的关心，体检客户的满意度达98％。2014 年 9 月中国健康促进基金会和中华医学会健康管理学分会将四川大学华西医院健康管理中心评为"健康管理示范基地旗舰单位"。

二、肺结节全程管理

我国肺癌患者生存预后差的关键原因是肺癌初期常无特异性临床症状，早期诊断困难。在我国 I 期肺癌（早期）仅占 19.0％，III 期/IV 期（晚期）占 64.6％。由此带来诸多问题，如治疗效果差、诊疗不规范、经济负担重，造成严重的家庭及社会负担。虽然肺癌治疗手段不断进步，但仍存在方案选择随意、疗程不合理、治疗不规范的问题。因此，要建立基于我国肺癌患者人群特征的高危人群筛查、加强肺结节的规范化管理、实现肺结节的早期精准识别及处理、规范中晚期肺癌患者的全程治疗、建立肺结节/肺癌患者的多学科全程管理模式，最终达到提高肺癌患者 5 年生存率、降低肺癌死亡率的目标。

四川大学华西医院自主开发的肺结节肺癌患者全程管理项目，以"主动、全程、规范"为管理核心三要素，通过主动分流、主动干预、主动随访肺结节及肺癌患者，以落实"三早"，即早期发现、早期诊断、早期治疗，强化三个"规范"——规范筛查、规范随访、规范诊疗，以期实现肺癌早期诊断、早期治疗及治疗价值的最大化，降低肺癌患者死亡率。从肺癌筛查早期发现肺结节作为切入点，构建以患者为中心的诊疗体系，打造全方位、高效覆盖肺癌各疾病阶段的全程管理模式。

项目特设全病程管理办公室，由护理团队负责办公室具体事务，锚定肺癌早期筛查与管理关键节点，对不同风险层级的肺结节患者进行主动分流，并进行全程随访管理，破冰实践困局，保证肺癌早期筛查效率与价值。项目针对肺癌诊治的重要难点，提出关键解决对策，通过全程管理项目，建立前瞻性肺结节/肺癌患者临床研究队列，为肺癌早期诊断、早期治疗创新研究奠定基础，也为患者管理探索提出新方向。

　　全程管理聚焦两大核心：其一，以早期诊断、早期治疗为核心，聚焦肺癌高危人群筛查、精准评估肺结节、主动全程管理患者，以实现肺癌早期诊断、早期治疗，端口前移；其二，以规范全程诊疗为核心，聚焦肺癌患者诊疗路径，规范治疗，升级、优化多学科诊疗（multi-disciplinary treatment，MDT）模式，于 MDT 体系内部构建不同层级专家医疗团队，使各团队在诊疗工作中的职责更为明确、具体，从而提升中晚期肺癌诊疗的规范性与高效性。

　　肺结节检出后医务人员及时跟进、医疗系统及时对接，以及长期、有效的随访管理是确保肺癌早期筛查、规范治疗与降低肺癌死亡率的重要环节。四川大学华西医院肺结节全程管理项目是融合影像学、影像人工智能及新型介入呼吸诊疗技术，对肺癌高危人群筛查出的肺结节进行肺癌风险度评估及规范管理，实现肺结节的早期精准识别，提高肺癌早诊率，减少过度治疗。随着项目的推进，该研究将重点关注肺癌疾病演进关键靶点，明确早期干预的有效方式，并通过长期随访评估多学科早期精准干预的临床价值，探索新型患者管理模式，达到降低肺癌患者死亡率，提高 5 年生存率的最终目标。

第四章　**中医药在慢性病管理中的应用**

第一节　中医治未病概述

祖国医学博大精深，而中医学的形成和发展经历了漫长的岁月，有着悠久的历史。经过历代养生家、医者和广大劳动人民群众长期的防病保健和实践，中医学医疗保健内容不断丰富和发展，逐步形成了一套较为完整的理论体系和养生方法。几千年来，中医对中华民族的健康事业有着重要的指导意义，并在世界范围内产生了深刻的影响。

一、中医学理论的起源与发展

中医学的理论起源最早可追溯至上古时期。我们的祖先在各种生存、劳动的过程中逐渐认识了大自然，并努力创造条件，适应自然和改造自然。他们发明了火种，改善了人类茹毛饮血的饮食条件。吃熟食不仅缩短了对食物的消化过程，使人体获得更多的营养，也防止了一些肠道传染病的发生，对于人类的生存和发展具有非常重大的意义。除此之外，人们还能驭火驱寒，懂得了用火进行简单的医疗，如灸、熨等，可用以治病除疾、养生防病。由于生存的需要，当时人们已经注意到对居住地域环境条件的选择，"冬则居营窟，夏则居橧巢"（《礼记·礼运》）。由此可以看出，在漫长的劳动实践中，人们逐步认识到人与自然的关系及生命规律，并学会运用自然规律去利用自然界，从而改善人类环境，增长了智慧，强壮了身体，延长了寿命。这说明中医思想已经开始萌发。

时至先秦时期，诸子百家各自提出有关养生思想的观点。其中道家、儒家等是当时最具代表性的学术流派。《周易》着眼于宇宙天地，立足于人类自身，以求得在认识宇宙运动变化规律中，探讨生命的奥秘，从而懂得生与死的缘由和规律。阴阳学说、天人相应学说等，即源于易理。养生学中，顺应自然、调和阴阳、未病先防等原则，亦源于易理。而《周易》中"居安思危，未变先防"的思想，正是中医学思想的理论基础。春秋战国时期的道家学说，是以老、庄为代表的。他们的学术思想对中医学的形成产生了一定的影响。道家所主张的"道"，是指天地万物的本质及其自然循环的规律。《道德经》中说："人法地，地法天，天法道，道法自然"，就是关于"道"的具体阐述，说明人的生命活动应符合自然规律才能够使人长寿。道家主张"清静无为""返朴归真""顺应自然"，对中医养生保健有很大影响和促进。儒家养生首先强调精神调摄，《礼记·缁衣》说："心以体全，亦以体伤。""养心莫善于寡欲"（《孟子·尽心下》），即减少物质欲望。另外，注意身体养护也是儒家养生的思想之一。合理地安排饮食起居，劳逸适度等是养护身体的基本原则。这些先秦的养生思想时至今日依然具有其实用价值。人类早期的生产活动和这些哲学思想都是中医学理论形成的基石。

二、中医学基础理论奠定时期

《黄帝内经》（以下简称《内经》）的问世奠定了中医学理论的基础，并形成了较为系统的理论。其既总结了先秦诸子百家的医学思想，也纳入了丰富的中医养生实践经验，是集先秦诸子理论和养生实践之大成者。

《内经》把人与自然界看成一个整体，认为人与自然界是息息相关的，自然界的种种变化，都会影响人体的生命活动。因而，强调要适应自然变化，避免外邪侵袭。例如，《素问·四气调神大论篇》提出了"春夏养阳，秋冬养阴"的四时顺养原则，《灵枢·本神》则指出要"顺四时而适寒暑"。《素问·上古天真论篇》又明确指出"虚邪贼风，避之有时"，开辟了中医防病养生的先河。《内经》对人体生、长、病、老、死的生命规律有细致的观察和科学的概括。《内经》详细论述了衰老的变化过程及衰老表现，指出情志、起居、饮食、纵欲、过劳等其中一个方面调节失当，都可导致早衰，并提出"法于阴阳，和于术数，食饮有节，起居有常，不妄作劳，故能形与神俱，而尽终其天年，度百岁乃去"（《素问·上古天真论篇》）。

《内经》不仅提出了许多重要的养生原则和行之有效的养生方法，如调和阴阳、疏通气血、濡养脏腑、形神兼养、顺应自然，以及调情志、慎起居、适寒温、和五味、节房事、导引按跷、针灸等，而且特别强调"治未病"这一预防为主的原则，将中医养生和疾病预防密切结合在一起，这一点具有极其重要的意义。

综上所述，《内经》是当时医学发展的系统总结和结晶，它为中医学理论体系的建立奠定了基础，做出了极其重要的贡献。

三、中医学理论发展时期

汉唐时期，中医学理论往往集各家之所长，并有所创新和发展，具有临床实践应用价值。这一时期涌现出大量的养生家及医学家，有了更为系统的论述，对后世影响重大。东汉医家张仲景著有《伤寒杂病论》，奠定了中医辨证论治的理论基础。其养生观点为机体应顺应四时之变，《金匮要略·脏腑经络先后病脉证并治》中说"若人能养慎，不令邪风干忤经络；……病则无由入其腠理"，明确指出，注意四时变化，外避虚邪贼风，是防病保健的一个重要方面。另外，张仲景特别强调饮食与养生的关系，他在《金匮要略·脏腑经络先后病脉证并治》中指出"凡饮食滋味以养于身，食之有妨，反能为害，……若得宜则益体，害则成疾，以此致危"，因此饮食之冷热、五味之调和，以适宜为度，方可起到养生作用，反之，则对身体有害。华佗的医学思想主要是对导引健身术十分重视，在继承前人的基础上，他总结归纳为模仿虎、鹿、熊、猿、鸟五种动物动作的导引法，称之为"五禽戏"。其方法简便，行之有效，大大促进了导引健身的发展。东汉王充在医学方面提出了禀气的厚薄决定寿命长短的观点，著有《论衡》一书，书中提倡少生少育，将优生与长寿联系起来探讨，大大丰富了中医学的内容。

成书于东汉的《神农本草经》，记载了多种中药，多具有补益强身、抗老防衰之功效，其提倡以药物增强身体健康。如人参、黄芪、茯苓、地黄、枸杞等，均为强身益寿之品。后世医家据此创造出了很多延年益寿的药方。

隋唐时期的孙思邈结合自己多年丰富的实践经验，著成中医学专著《千金要方》，其内容丰富，方法众多，记载了一整套包括饮食、药物、运动、情志等内容的养生延年的具体方法和措施，为中医养生学做出了重要贡献。

总之，这一时期中医学的内容得到了极大的发展和丰富，有更为广泛的临床实践应用价值。

四、中医学理论完善与鼎盛时期

两宋金元时期及之后，许多著名医学家总结前人经验，提出新的见解，中医学理论得到进一步的丰富和完善。

宋代方剂专书《太平圣惠方》是一部较完整的医学体系书籍，其中记载有许多养生保健的内容，强调药食同源，记录了各种药粥、药酒等。

针灸学在宋元时期也有了很大的发展，出现了一些针灸专著，如《新铸铜人腧穴针灸图经》《针灸资生经》《十四经发挥》等。同时，这一时期中医饮食养生的内容进一步发展，元代饮膳太医忽思慧所撰《饮膳正要》一书，是一部古代营养学专著。书中建立了健康饮食标准，具体阐述了饮食卫生、营养疗法，乃至食物中毒的防治等。另外，李东垣、朱丹溪等对饮食保健的有关原则和宜忌也有很多精辟论述，更加丰富了饮食养生的内容。

刘完素的中医思想在于他重视气、神、精、形的调养，尤其强调气的保养。他认为气的保养可起到舒畅阴阳、灌溉五脏、调畅气血的作用。张从正主张"养生当论食补，治病当论药攻"。他的中医养生思想核心是"君子贵流不贵滞"，并指出调饮食、施药物、戒房劳、练气功等方法。其还特别重视人与社会环境、机体与情志的关系，丰富了中医学中有关心身医学、医学社会学的内容。李东垣在《兰室秘藏·脾胃虚损论》中强调注重调理脾胃，"元气之充足，皆由脾胃之气无所伤，而后能滋养元气"，这说明调养脾胃之气，维护后天之本是防病抗衰的一条重要原则。其关于养护脾胃而益寿延年的精辟理论为后世实践所肯定。朱丹溪强调阴气保养，主张以滋阴为主。

宋元时期，涌现出了大量的医家及中医学专著，各家争鸣，中医学理论至此形成了比较完善的体系。

到了明清时期，我国很多医家勇于创新、注重实践，使得中医学得以更快地发展，相关中医学专著出版达到了鼎盛。在医药卫生保健方面，医事管理、医药教育、医药保健等都有进一步的发展。

新中国成立之后，党和国家提出的医疗卫生工作"战略前移""预防为主""中西医结合"，成为我国卫生事业工作的基本方针。我国政府充分重视发挥中医药的作用，中医养生概念也不断深入人心。

随着国家卫生体系的不断完善，科技水平的提高，以前严重危害人们健康的传染性疾病被消灭或控制。适应新时期下大健康的根本要求，中医学的理念和精髓将得到进一步的诠释和发扬光大，并顺应新时代下以预防疾病、健康管理为主的新趋势。

第二节　中医学的基本原则

中医养生是中医预防保健的重要内容，代表着中医学的精髓，经过历代的发展，形成了"天人合一、形神合一"等基本原则，主张"正气为本"，提倡"预防为主"。中医学知识和方法在慢性病管理中的作用尤为特殊，其可达到延年益寿、防病健体的目的。

一、天人合一原则

中医认为养生的根本目的就在于维护阴阳平衡，守之则健，失之即疾。疾病的发生往往与人们不良的生活方式、行为习惯以及社会环境等息息相关。如果人与自然、社会的平衡被打破，出现紊乱，就会导致疾病的发生。《素问·宝命全形论篇》曰"人以天地之气生，四时之法成"，指出人体的生命活动规律与自然界具有相应的关系。日月运行、地理环境、四时气候、昼夜变化，都会对人体的生命活动产生重要影响。因此，人体应适应四时天地的变化，维持与自然规律的协调统一，以保持健康。正如张景岳所说："春应肝而养生，夏应心而养长，长夏应脾而变化，秋应肺而养收，冬应肾而养藏。"人应根据自然规律，合理地安排生活作息和各种精神活动，及时地适应不同的环境。故《素问·四气调神大论篇》曰："阴阳四时者，万物之终始也，死生之本也，逆之则灾害生，从之则苛疾不起。"此外，人也是社会性的人，人在各种社会环境和关系中也相互联系和影响。社会环境和社会关系中的各种因素可以通过精神活动影响人们的变化。所以"天人合一"是中医学思想的基本原则之一。

二、形神合一原则

中医认为人体是通过经络、精、气、血、津液、神的相互作用联系脏腑、体、华、窍等形体组织的一个有机整体。所谓神，是指情志、意识、思维等的心理精神活动现象。身体状况和精神活动密切相关，相互影响。中医特别强调"形神合一"，认为人的精神活动和形体密不可分、相互依存。精神愉快，脏腑功能正常，血气则通畅，正气旺盛，邪气就难以入侵人体。而若精神心理异常，可引起内脏功能的紊乱，而气血不和，阴阳失调导致疾病的发生。如《灵枢·天年》中所说"血气已和，荣卫已通，五脏已成，神气舍心，魂魄毕具，乃成为人"，说明五脏气血是精神魂魄生成的物质基础，精神和肉体相合，生命体才得以存在。"形神合一"理论清楚地表明疾病的发生、发展过程中形和神互为因果关系。生理活动的异常可导致精神、心理方面的疾病，而精神、心理方面的异常也可导致生理疾病的产生。《素问·上古天真论篇》云："上古之人，其知道者，法于阴阳，和于术数，食饮有节，起居有常，不妄作劳，故能形与神俱，而尽终其天年，度百岁乃去。"形与神俱是中医整体观的主要表现。《素问·宝命全形论篇》指出："一曰治神，二曰知养身，三曰知毒药为真，四曰制砭小大，五曰知腑脏血气之诊。五法俱立，各有所先。"强调了形神并治的重要思想。所以中医认为疾病的治疗不仅仅是身体治疗，心理治疗也尤为重要，调节生理可以治愈心理，调节心理也可达到治身的目的，应该做到心身并治。

三、防治结合原则

"防治结合"是中医学的又一重要原则。其根据疾病所处状态和阶段不同，而又各有侧重点。当处于未病先防阶段时，以预防为主，提前采取各类预防措施，消除病因，制止疾病的发生。中医认为疾病的发生与正邪两方面有关。正气是指人体的功能活动和抗病的能力，邪气泛指各种致病因素。《素问·刺法论篇》有云："正气存内，邪不可干。"所以当人体脏腑功能正常，正气旺盛，血气通畅时，邪气就难以入侵，内邪难以产生就不会发生疾病。

既病防变阶段，就要争取时间及早诊治，防止疾病由小到大、由轻到重、由局部到整体，防微杜渐，这是防治疾病的重要原则。疾病发生后，有其传变规律，如外感热病的六经传变、卫气营血传变、三焦传变、内伤杂病的五行生克制化规律传变、经络传变及表里传变等。中医学可根据疾病的传变规律，及时预测病邪传变方向，对可能涉及的部位采取预防措施，以防疾病加重。

疾病初愈时，应以防复发为主，兼顾治疗。此时虽临床症状和体征消失，但可能存在余邪未尽，正气未复，气血未定，阴阳未平。所以在疾病初愈后，如果调理不当，也会复发或遗留后遗症。在防止疾病复发方面，应从饮食、起居、劳作等多方面加以注意和调节，即节饮食、适劳作等，这样才能防止疾病的复发对机体的损害。

四、体质调护原则

中医认为体质决定了人体对疾病的易感性和所得疾病种类的倾向性。所以根据人体的不同体质，针对性地预防易感疾病更为重要，根据不同体质进行防治调护也是中医学的重要原则之一。

中医体质学将人体主要分为平和质、气虚质、阳虚质、阴虚质、痰湿质、湿热质、血瘀质、气郁质和特禀质 9 种体质类型。体质既有稳定性，又具有可变性。在运用中医治疗疾病的过程中，我们可以根据不同人的体质和不同人群各阶段的体质差异，选择与之相适应的预防及治疗方法，达到因人施治，从而防止疾病形成，结合体质进行不同的饮食和生活调养，达到防止疾病复发的目的。

五、综合治疗原则

由于疾病的发生可由许多原因导致，如饮食不当、情志失衡、劳逸失度等，所以在治疗的过程中，需要采用综合治疗措施，既可以运用药物控制住疾病的发展，也需要进行非药物的治疗。对于一些特殊的慢性病，针灸疗法具有独特的疗效，如灸足三里、曲池可以强健脾胃、提高机体抗病力。若是由情志失衡引起的疾病，在治疗时还应包括心理疏导。饮食调养也是中医学的一个重要方法，不同的食物搭配不同人群，可以改善体质，增强正气，使机体平衡，从而达到治疗的目的。除此之外，中医的穴位敷贴、火罐、五禽戏等也有防病、治病的作用。运用中医学治疗疾病时，根据具体情况选择适当的治疗方法。综合治疗慢性病是达到良好防治效果的重要原则。

第三节 中医养生的常用方法

中医关于"正气存内，邪不可干""邪之所凑，其气必虚""不治已病，治未病"等理论，就是中医保健的理论基础。一直以来，中医养生可谓是内容丰富，百家争鸣，尽管对疾病的每个阶段、部位和不同年龄人群所采取的方法和措施不尽相同，但归纳起来主要有以下几个方面。

一、精神调养

精神调养是铸造健康的支柱，精神状态反映一个人的精神面貌，也是衡量一个人健康的首要标准。中医认为"形神合一"，形与神在生理上、病理上都是相互作用的。神情之伤是形体病变发生的先导。因此，中医非常重视心理的养生保健。中医认为"百病皆生于气"，强调"恬淡虚无，真气从之，精神内守，病安从来"。精神乐观，情志畅达，脏气和调，就能增强抗病能力，防止疾病发生。反之，情志的超常变化（如过怒、过喜、过悲等），就会损伤内脏（怒伤肝、喜伤心、思伤脾、忧伤肺、恐伤肾），使气机逆乱，阴阳失调，气血不和，而导致发病或加重病情。所以，调摄情志，修身养性，保持乐观的精神、开朗的性格、豁达的胸怀和良好的心情，是防止疾病发生或加重的重要条件。心理保健的关键是要进行自我修养方面的锻炼，提高自我调控能力，培养自己的兴趣爱好，淡化和松弛自己的情绪，正视现实，多找乐趣或适应环境，正确处理好各种社会、家庭关系等，家庭和睦对情绪的影响很大。心理保健的目的就是达到心理平衡。中医把精神调治作为防病、治病的支柱，医生不但关心疾病本身，而且关心患者的身心情况，使患者患病之后有战胜疾病及与疾病作斗争的心理。如四时养神法：

春三月"以使志生"，保持心情愉悦，轻松豁达。

夏三月"使志无怒"，宁心安神，保持愉快不怒。

秋三月"使志安宁"，神气内敛，志意安宁内守。

冬三月"使志伏匿"，控制情绪，情志沉静不露。

二、饮食调理

中医以五味代表各种食物及其特点，也认为各种食物的摄取不能有偏。如果长期偏食，就会影响正常生理状态甚至发生疾病。例如，《内经》曰："味过于酸，肝气以津，脾气乃绝；味过于咸，大骨气劳，短肌，心气抑；味过于甘，心气喘满，色黑，肾气不衡；味过于苦，脾气不濡，胃气乃厚；味过于辛，筋脉沮驰，精神乃央。"又说："多食咸，则脉凝泣而变色；多食苦，则皮槁而毛拔；多食辛，则筋急而爪枯……"合理膳食要求人们膳食的粗细、荤素要搭配、协调，尤其不能多吃含饱和脂肪酸过多的动物性膳食。古代中医也指出，"膏粱厚味"足以使人致病。而且，中医的食养是以阴阳平衡作为出发点的，饮食选择应有利于体质的阴阳动态平衡。例如，老年人体质相对偏虚，饮食上就得多加注意。"软蒸饭，烂煮肉。温羹汤，厚毡褥。少饮酒，惺惺宿。缓缓行，双拳曲。虚其心，实其腹"就是对老年人饮食提出的要求。另外，要注意饮食有节。饮食有节是指饮食要适度，不能过少也不能过多。它是保证合理膳食的重要内容之一。《内经》说，饮食"勿使过之，伤其正也"。首先是"饮食自倍，肠胃乃伤"，再则可引起某些疾病。对于饮食营养过于丰富造成的严重后果，《寿世保元》指出："恣口腹之欲，极滋味之美，穷饮食之乐，虽肌体充腴，容色悦泽，而酷烈之气内蚀脏腑，精神虚矣！"如何掌握好饮食有节？《饮膳正要》说得好，"善养性者，先饥而食，食勿令饱；先渴而饮，饮勿令过。食欲数而少，不欲顿而多"。其至今也是十分可行的。一方面，是饮食要有节制，要适度，不可过多，要有科学性，要讲究营养的合理搭配，要遵循早餐吃好、中餐吃饱、晚餐吃少的原则，保证身体必需的营养和能量就够了，不要过量；另一方面，还可以根据亚健康人群中的不同类型做一些食疗药膳，既可食用，又可治病。在饮食保健方面，很重要的一点是要注意保持大便通畅。"出入废则神机化灭"，不能光注意摄入，还要注意排出，尤其是老年人，一定要注意养成定时大便的习惯。

合理的饮食还包括脾胃的养护。"脾胃为后天之本，气血生化之源"，气血为人体生命活动的基本物质基础，气血、津液、精血均来源于脾胃的化生，因此，养生就应该重视脾胃的调养。"内伤脾胃，百病尤生"提出了合理饮食、固护脾胃的重要性。在这方面中医有很多有见地的论述，告诫人们"饮食有节"，以"五谷为养，五果为助，五畜为益，五菜为充，气味合而服之，以补精益气""谨和五味""勿使脯肉丰盈，常令俭约为佳""所有资身，在药菜而已。料理如法，殊益于人"，与现代研究提出的多种成分的健康饮食是一致的。中医中四季饮食要求：

春气温，春发散，祛阴寒以助阳。
夏气热，夏阳张，重祛暑以醒脾。
秋气燥，秋收敛，宜养阴多食酸。
冬气寒，冬闭藏，多滋补固元阳。

三、运动与针灸保健

传统保健是我国中医养生学说与强身健体的锻炼方法相结合的宝贵民族文

化遗产。通过形体、呼吸、意念的训练，调节和增强人体各部分功能，诱导和激发人体内在潜力从而起到防病治病、益智延年的作用。著名医家和养生家华佗说："人体欲得劳动，但不当使极耳。动摇则谷气得消，血脉流通，病不得生。譬犹户枢，终不朽也。"基于这个观点，华佗编创了五禽戏。此后，医家整理出了易筋经、八段锦和太极拳等，使筋骨关节得到适度活动，促进机体精气血脉流通，达到内以养生、外以祛邪的效果。

中医传统的运动保健有导引、武术和气功等。春秋时期，老子与庄子开创了"导引"以动"养身之术"，东汉华佗推崇"动则寿"的观念，创编了五禽戏。"动则寿"的核心是体育运动可以活动一身肌肤、筋骨、关节，达到疏经活络、振奋阳气、畅行气血、增强体质、延年益寿的作用。现代研究发现，慢跑、散步、太极拳等可以使人心情舒畅，消除消极情绪，脱离病态心理，改善微循环，提高白细胞的吞噬能力，调节内分泌，对神经系统、呼吸系统、消化系统和心血管系统有明显的保健作用。研究表明，运动可以活动肌肉、筋骨、关节，能疏经活络、振奋阳气、畅行气血、增强体质，适量的运动是预防和消除疲劳的重要手段，同时运动还可以使人心情舒畅。长期运动可促进新陈代谢、增强体质，是预防疾病的有效方法之一。

中医认为经络就是人体气血运行的通道。如果人体的气血充盈、经络通畅，气血正常运行于四肢百骸、五脏六腑，人体就能保持健康；如果气血不足或凝滞，经络不通，人体就会出现各种各样的问题。由此，经络的作用可概括为：行气血，调阴阳。经络学说是阐述人体经络系统的循行分布、生理功能、病理变化以及与脏腑相互关系的理论体系。腧穴，俗称的"穴位"，是人体脏腑经络之气输注于体表的特殊部位，既是疾病的反应点，也是治疗的刺激点。针灸推拿、拔罐、刮痧等都是在经络学说理论指导下，作用于相关的经络腧穴，达到防病治病的目的，都是中医的重要治疗方法。针灸推拿刺激经络，可以激发经络之气，疏通气血运行的通道，使机体保持阴阳平衡，以达到未病先防、既病防变的目的。俗话说：要安，三里常不干。拔火罐是利用燃烧、挤压等方法排除罐内空气，造成负压，使罐吸附于体表特定部位（患处、穴位），产生广泛刺激，形成局部充血或瘀血现象，从而达到防病治病、强壮身体目的的一种治疗方法。拔火罐与针灸一样，也是一种物理疗法，而且拔火罐是物理疗法中优秀的疗法之一。刮痧，是用刮痧板蘸刮痧油反复刮动，摩擦患者某处皮肤，以治疗疾病的一种方法。利用刮痧器具，刮拭经络穴位，通过良性刺激，充分发挥营卫之气的作用，使经络穴位处充血，改善局部微循环，起到祛除邪气、疏通经络、舒筋理气、祛风散寒、清热除湿、活血化瘀、消肿止痛的作用，以增强机体自身潜在的抗病能力和免疫功能，从而达到扶正祛邪、防病治病的作用。

四、药物保健

在中医养生方药方面，古人积累和总结出一些行之有效的方法和经验。两千多年前，人们就用焚香、佩香囊、香枕、药物沐浴及服药等方法预防多种传染病。孙思邈十分重视通过药物内服来强身防病。在其著作《千金要方》里，不仅记载了根据时令服食药物的防病方法，同时还载有内服外施的辟疫防病之方。自唐以后，在内服药物方面，医家大多从健脾固肾、补养精血入手，研究药物的防病、健身、增寿抗老之方，或从固护肌表入手，研究御邪防病之法。元代滑寿在其《麻疹全书》中主张在麻疹流行季节应用消毒保婴丹、代天宣化丸等来防患于未然。

合理用药，可保障身体健康。清代郑寿全所述的"用药一道，关系生死，原不可执方，亦不可以执药，贵在认证之有实据耳……""病之当服，附子、大黄、砒霜皆是至宝，病之不当服，参、芪、鹿茸、枸杞都是砒霜"说明科学用药至关重要。在防病方面，中医有"自古圣人之作汤液醪醴者，以为务耳，夫上古作汤液，故为而弗服也"。在治疗方面，中医有"齐毒药攻其中，镵石针艾治其外"的方针，中医还提出"善治者治皮毛，其次治肌肤，其次治筋脉，其次治六腑，其次治五脏""凡药皆有毒也，非止大毒小毒谓之毒"，说明药物的规范合理使用才能为健康提供保证。

五、生活起居调理

"阴阳者，天地之道也"，《内经》认识到阴阳是万物变化的根本，所以强调人体必须顺应四时变化。《内经》说"上古之人，其知道者……食饮有节，起居有常，不妄作劳，故能形与神俱，而尽终其天年，度百岁乃去""起居无节，故半百而衰也。"中医强调起居有常，作息合理，保持良好的生活习惯，劳逸结合，避免过度劳累，注意充分休息，以保养人的精神，使人精力充沛，面色红润，目光炯炯，神采奕奕。长期起居无常，作息失度会使人精神萎靡，面色萎黄，目光呆滞无神。所以，人们在生活起居和劳动休息时，必须要有一定的规律和适当的限度，这对保护身体、增强体质、预防疾病具有重要作用。

劳逸适度还应包括节房事。房事养生是古代养生家十分强调的一个原则。孔子在《论语·季氏》中提出"少之时，血气未定，戒之在色"，即告诫人们青少年时，身心发育不成熟，不可恋色早婚，不可快情纵欲。张仲景亦提出"房室勿令竭乏"。华佗认为"色欲过度则伤肾，起居过常则伤肝"。若起居无节，酒色过度，可损伤人体正气，导致各种疾病。

第四节　中医治未病与重点慢性病管理

一、中医在高血压管理中的应用

高血压是以体外循环动脉压升高为主要临床表现的一组心血管综合征，是重要的心血管疾病危险因素，可损伤心、脑、肾的结构和功能，最终导致各器官功能衰竭，严重威胁着人的健康和生命。目前，我国高血压患者人数已达到3.3亿，且患病率呈逐年升高趋势。虽然高血压已经引起社会的广泛重视，但是目前高血压患者的知晓率、治疗率和控制率总体仍处于较低的水平，分别为51.6%、45.8%和16.8%。对于高血压这类慢性病，仅仅靠早发现、早治疗依然不能解决其高发病率的问题，更应该重视预防为主、中西医结合。因此加强高血压的中医健康管理及防治迫在眉睫。

（一）中医对高血压的认识

虽然在中医学中没有高血压这一病名，但古文文献中对其发病原因、发病症状及中医防治方法都早有记载。目前中医比较一致地认为高血压应属于中医学中的"头痛""眩晕"的范畴。在其病程发展过程中高血压的临床表现还可以伴有头胀、失眠多梦、疲劳、耳鸣健忘、心悸、胸痛、舌麻等，若伴有并发症的发生，可出现四肢麻木、腰痛、嘴眼歪斜，甚至出现半身不遂等。

中医认为高血压发病原因众多，与体质、精神、饮食、生活习惯等密切相关。高血压患者体质大多表现为以阴虚质、痰湿质为主，其次为气虚质、阳虚质、湿热质、气郁质、血瘀质。而体质又与年龄有关，年龄越大，虚证越多，阴虚质、阳虚质、气虚质体质越多，所以老年人高血压的发病率远远高于其他年龄段。除体质外，高血压的发生还与精神因素关系密切。如果长期精神高度紧张或者是忧思过度，情志不遂，容易恼怒，容易肝气内郁，郁郁成结，郁久化火，损伤肝阴。而肝火旺盛又可波及肾阴，肝肾阴虚，阴阳失衡而滋生本病。高血压的发生与饮食失节也有关。如果饮食不当，喜油腻、辛辣，过度饮食、饮食不节、长期饮酒或者吸烟可引起湿热，湿热又能生痰，痰瘀阻塞脉络，脉络不畅而导致发病。生活习惯不规律、经常熬夜、长期疲劳、休息不足、久坐不爱运动等可以导致身体肥胖，使人体的功能紊乱、脏腑的气血阴阳失调而发生高血压。除此之外，高血压发生还与遗传、环境、年龄等相关。病变首先累及肝肾，使肝肾阴阳失调，故出现头痛、耳鸣、眩晕、夜尿增多等，久病可累及心脾而出现心悸、健忘、四肢麻木等，甚者发生脑卒中、半身不遂、心肌梗死、脑出血、尿毒症等严重疾病，直接危害人们的生命。

所以高血压的预防控制十分重要，应用中医理论防治高血压有不错的效果，主要包括预防、治疗和病后康复几个阶段。

（二）中医对高血压的预防

首先，可以进行关于高血压的健康教育，提高人们对高血压的认识。特别是对身体肥胖者、有高血压家族史者和广大老年人要进行有针对性的宣传，使其定期进行体检，关注血压水平。只要注意平时的生活方式，是完全可以将血压维持在正常水平的。

1. 情志调养

人们在生活中要保持良好的心理状态，减轻精神压力，保持心情愉悦和乐观的情绪；避免紧张、过度焦虑和急躁的状态；懂得自我调节，如散步、听听音乐等；平日里待人要平和、宽容，淡泊名利，心胸开阔；注意身心的调养，学习理智地控制情绪，避免情绪激动或忧伤过度；学会自我控制，心境平和放松有助于高血压的预防。

2. 饮食调养

饮食调养对高血压的预防十分重要。一般要求低盐饮食，需要控制食盐的摄入量。食盐的摄入标准为每天不超过 6 g，应减少酱油、甜面酱、咸菜、腊肉等含盐量高的食物的摄入。同时饮食宜清淡，控制和减少脂肪的摄入，少食油腻、辛辣的食物，更不可暴饮暴食。少吃高脂肪、高胆固醇、高热量的"三高"食物，如动物脂肪、肥肉等。食用油宜选择植物油如玉米油、菜籽油等。可多食用一些降脂食物如苦菜、木耳、海带、香菇、马兰头等。不宜喝浓茶、高咖啡因含量和含过多碳水化合物的饮品。多吃新鲜的蔬菜水果，特别是高钙的食物，补充钙可使血压保持稳定，常见的高钙食物有牛奶、虾类以及豆制品等。增加膳食纤维的摄入，丰富的膳食纤维具有多种生理功能，其主要是影响胆固醇的代谢，要多吃杂粮、绿叶蔬菜等。增加蛋白质的摄入，如低脂牛奶、鱼类、瘦肉等。研究显示，动物蛋白质对心脑血管具有保护作用。增加钾的摄入，多吃富含钾的食物，如西红柿、菠萝、香蕉、橘子等，钾有利于钠的排出。

3. 起居调养

吸烟会使血压升高，即使服用降压药，也会影响疗效。过量饮酒会导致高血压。因此高血压的预防需要戒烟并限制酒量。此外，还应保持良好的生活习惯，规律作息，做到劳逸结合，避免过度劳累，注意休息和保证充足的睡眠时间。老年人在排便下蹲和起立时切勿过猛、过快。

4. 运动调养

参加适当的体育锻炼，避免久坐和肥胖。老年人要避免进行剧烈的体育运动，可散步、打太极拳等，每次 30~45 分钟为宜，每周 3~5 次。适当的运动可以提高全身血管的舒缩能力，有助于稳定血压。

（三）中医对高血压的治疗

1. 用药原则

如果患者已经到达高血压的标准，就需要进行积极的治疗，最为常见的就是药物治疗，一般高血压患者需要终身服药。要规范服用降压药。

（1）高血压患者的用药剂量应该从最小有效剂量开始，减少不良反应的发生。如血压控制不理想，可视具体情况逐渐增加剂量。

（2）单一药物疗效不佳时，不可一直增加单一药物的剂量，可采用两种或两种以上的药物联合治疗，以获得良好的治疗效果。减少因增加单一药物剂量而产生的不良反应。

（3）降压药应在医生的指导下服用，避免自行调整降压药用量，更不能自行停服降压药。自行停服降压药易发生心脑血管意外事件。

（4）常用的降压中医药：中医学认为，瘀血、痰浊是本病长期的阴阳失衡、气血逆乱导致的病理产物，这也符合中医"久病入络"的理论。可以选用活血化瘀的药物，如当归、丹参、丹皮、赤芍、川芎、蒲黄等。现代药理研究证实了一些中药的降压作用，如桑叶有降血脂作用，抑制血清脂质增加和抑制动脉粥样硬化形成；牡丹皮有抗心律失常并降压作用；柴胡有降低胆固醇水平，增强免疫作用；怀牛膝可治疗肝阳上亢、头痛眩晕等，并具有降压、改善肝功能的作用；生地黄由于剂量不同，对降低血压也有不同的影响；天麻可平肝息风，主治眩晕黑矇等症，并有降压、抗炎、促进免疫功能作用；杜仲具有抗衰老作用，对心血管系统功能的影响主要体现在降血压作用上，临床表明，杜仲主要的降压成分为松脂醇二葡萄糖苷；栀子可保肝利胆，有镇静催眠、镇痛等中枢神经系统作用，以及引起血管扩张和降低外周阻力；泽泻有降血脂、利尿作用，对继发性高血压和原发性高血压都有降血压作用。

2. 中医辨证治疗

中医根据高血压的临床表现对高血压进行辨证分型治疗。这种治疗并不仅仅是单纯地降低血压，而是从根本上解除高血压发生的病因。

（1）肝阳上亢：主要症状为眩晕，头痛，头胀，面红耳赤，烦躁易怒，舌红苔黄，脉弦数。可服用方药天麻钩藤饮：天麻 10 g，钩藤 12 g，石决明15 g，黄芩 9 g，川牛膝 12 g，栀子 9 g，杜仲 9 g，益母草 9 g，桑寄生 9 g，夜交藤 9 g，茯神 9 g。其主要功效为平肝潜阳，可清热安神。此类患者还可以选用天麻、夏枯草、菊花等泡茶水饮用。

（2）肝肾阴虚：主要症状为眩晕，头痛伴耳鸣，腰膝酸软，健忘，舌红，苔薄，脉细数。这类患者需育阴清热，可以采用的方药为杞菊地黄丸：枸杞子、菊花、熟地黄、牡丹皮、山茱萸、山药、茯苓、泽泻各 9 g 制成药丸，也可制成汤药服用，可以达到滋肾养肝的目的。平时膳食中可用沙参、麦冬、生地黄煲汤服用。

（3）痰浊中阻：主要症状为头晕头胀，胸闷多痰，手足麻木，甚至半身不遂，苔腻，脉弦滑。这类患者需要息风化痰，可以服用半夏白术天麻汤：半夏9 g、天麻 6 g、茯苓 6 g、橘红 6 g、白术 15 g、甘草 3 g。一般痰湿者多脾虚，还可多服用陈皮、云苓等具有化湿健脾功效的中药。

（4）瘀血阻滞：主要症状为头晕，头刺痛，胸闷心悸，舌苔暗紫，脉细涩。这类患者需要活血化瘀，可服用血府逐瘀汤：生地黄 9 g，当归 9 g，红花9 g，桃仁 12 g，枳壳 6 g，柴胡 3 g，甘草 6 g，川芎 3 g，赤芍 6 g，桔梗 3 g，牛膝 9 g。

3. 太极拳对抗高血压的作用

太极拳对抗高血压有良好的作用。太极拳属于中国的传统拳种，是一种以静养神、以动养形、动静兼容、神形共养、修身养性的功法。太极拳的阴阳转化与中医基础理论阴阳学说如出一辙。太极拳阴阳开合、虚实变化，动作刚柔并济、快慢结合，长期练习可达"阴平阳秘，精神乃治"之功效。太极拳的动作包含掤、捋、挤、按，可有效调节脏腑经络功能，起到健脾益气、养心安神、调补肝肾的作用，以达到防治高血压的目的。研究证实，太极拳可明显改善高血压患者的血压及血脂，降低收缩压及舒张压，且对收缩压的降低效果尤为明显。太极拳适合老年原发性高血压患者长期练习，比常规步行更加有用。太极拳在调节呼吸、心血管、内分泌、神经系统方面发挥着积极的作用，以促进老年高血压患者的身心健康，改善原发性高血压患者的血压、血糖水平。同时，太极拳还可加速血管内皮功能的修复，并提升生活质量。

除以上中医治疗高血压病的方法外，中医还有穴位按摩、针灸等方法可以起到降低血压的作用，在高血压病管理中可以巩固其疗效。中医对慢性病的健康管理，是运用个体化治疗的特色及简、便、验、廉的养生保健疗法，在提升患者对疾病认识水平和自身健康素养的同时，加强其对自身的管理，从而有效提升患者主动运用中医学知识防治疾病意识的一种管理方法。总的来说，综合运用中医健康管理、中医养生，结合现代医学的手段对高血压及其并发症进行干预，不仅能降低高血压的发病率，还可以减少并发症及降低致残率和死亡率。中医药在高血压治疗上具有其独特的优势和疗效。

二、中医在冠心病管理中的应用

冠心病是指冠状动脉粥样硬化，使血管管腔狭窄或阻塞，导致心肌缺血缺氧或坏死而引起的心脏病（亦称缺血性心脏病）。临床上主要分为隐匿性冠心病、心绞痛、心肌梗死、缺血性心力衰竭和猝死五类。随着我国人民生活水平的提高，行为与生活方式、环境等因素的改变，心脏病发病率显著增高，死亡率亦增高，严重危害人类的身体健康，被称作"人类的第一杀手"。

（一）中医对冠心病的认识

传统中医学认为冠心病属于"胸痹心痛""卒心痛""厥心痛"等范畴。其发病或因年老体虚，或因久病而正气不足，气血阴阳失调，加之饮食不宜、劳逸失当、七情不遂等因素，形成气滞、血瘀、痰浊等实邪痹阻心脉而成。寒邪内侵可使血性不畅而发此病。饮食不节，饮酒过度，喜肥甘厚味，容易耗伤脾胃。脾胃运化功能失司，则痰湿内生，痰浊内阻，气机不畅，血瘀内生，瘀阻于心胸而发生胸痹。而前述各种病理状态下的产物如血瘀、痰浊又可加速疾病的发展。根据中医家辨证分析，冠心病临床常见的证型之一是血瘀证、痰浊证。痰浊内阻证患者的三酰甘油、总胆固醇、低密度脂蛋白水平均较其他证型高。冠心病其病位在心，然其病情发展又与肝、脾、肾三脏功能失调有关。病性为本虚标实，虚实夹杂多见。

传统中医药发挥辨证论治的优势，对患者施行个体化治疗，患者临床症状有明显的改善，且中医药有明确的调节血脂、抗炎、抗凝等作用，可以改善冠心病介入术后患者焦虑、抑郁等症状，同时也能提高患者的心功能。

（二）中医对冠心病的预防

预防冠心病主要采取两种策略：一是改变人群、地区或社会与冠心病危险因素有关的生活行为习惯，二是减少公认的与冠心病有明确关系的危险因素如高胆固醇、高血压、吸烟等。中医对冠心病的预防主要包括饮食、情志、起居等几个方面。

1. 饮食调养

首先应合理饮食，不宜过量，最好能定时定量，少食多餐。切勿暴饮暴食，若进食过多过饱，大量血液进入胃肠，易导致冠状动脉供血不足诱发疾病的发生。同时要控制膳食中的总热量，限制体重，超重或肥胖者更要严格控制热量的摄入。食用低脂肪、低钠和低胆固醇饮食，不宜过咸，钠盐会引起血压升高，从而增加心脏的负担。饮食宜清淡，少吃不易消化的油炸食物，少吃动物脂肪及动物内脏、虾蟹、蛋黄等富含高胆固醇的食物。多吃富含维生素和膳食纤维的食物，增加新鲜的水果、蔬菜和植物蛋白如豆制品等食物的摄入。每天适当地进食一些富含不饱和脂肪酸的坚果。多食有助于改善冠状动脉血供的食物，如山楂可以帮助消化，有降低血脂的作用；黄豆含有人体所需的多种氨基酸，可以帮助脂肪和胆固醇的代谢；杏仁可以预防血小板的凝集，对冠心病的防治有益；还有大蒜、洋葱、黑木耳等。避免吃刺激性和胀气的食物，如浓茶、咖啡、辣椒等。

2. 情志调养

预防冠心病的养生之要，当以调情志、畅气机、淡泊养心为先。保持良好的精神状态，遇事不能急躁，以平常心对待周围的事物。若情绪波动过大，可能会成为冠心病的诱因，引发心肌梗死。避免过大的精神压力、焦虑和过度紧张。不要动怒，应心胸开阔，稳定情绪，保持冷静和乐观的心态。学会自我调节和自我放松，可进行一些放松的活动，如深呼吸、打太极拳等来缓解情绪。也可以参加一些娱乐活动，如赏花、听听音乐、养鱼栽花等。

3. 起居调养

平时应生活规律，保持足够的睡眠和休息。劳逸结合，避免过度劳累。戒烟和限制饮酒，研究表明吸烟可使动脉壁收缩，促进动脉粥样硬化的发生，而过量饮酒容易导致情绪激动，使血压升高诱发冠心病。在日常生活中应注意防寒保暖，及时增减衣物。房事应节制，时间不宜过长，过度房事会引起血压升高，可能引发冠心病的发作。注意保持大便通畅，防止便秘。

4. 运动调养

适度的运动训练可以明显地提高心血管功能，避免心肌梗死的发生。在正规指导下进行规律的有氧运动，更能有效地改善心功能，提高生活质量，常见的有氧运动有散步、慢跑、健身操、广场舞、游泳等。但在运动中需要注意以下几个方面。首先，运动宜选择合适的锻炼方式，应从自己可以承受的运动量开始，待身体适应后再逐渐加量。其次，运动时间的选择最好不要在早晨和饱餐之后，此时冠状动脉相对供血不足。

5. 基础病防治

积极防治老年慢性病，如高血压、高血脂、糖尿病等。

（三）中医对冠心病的治疗

1. 中医辨证治疗

中医认为冠心病为阴阳平衡失调，心脉痹阻所致。其病本虚标实，常常虚实夹杂，发作期以标实为主，缓解期以本虚为主，故治疗原则应为补其不足，泻其有余。本虚宜补，权衡心脏气血阴阳之不足，有无兼见肝、脾、肾脏之亏虚，调阴阳补气血，调整脏腑之偏衰，尤其重视补心气、温心阳。标实当泻，针对气滞、血瘀、寒凝、痰浊而理气、活血、温通、化痰，尤重活血通络治法。此外，由于病体的差异、病因的不同，冠心病所表现的证候、证型也不相同，治疗上应辨病辨证，因人因证施治。

（1）心血瘀阻：这种类型的主要症状为胸部刺痛，痛有定处，入夜尤甚，背部痛可引发肩痛，心悸不宁，因劳累而加重，舌质紫暗或者有瘀斑，苔薄，脉弦涩。中医认为此类患者需要通脉止痛，活血化瘀，可以给予血府逐瘀汤加减：当归 10 g，生地黄 15 g，红花 10 g，枳壳 15 g，桃仁 15 g，柴胡 10 g，甘草 6 g，赤芍 10 g，川芎 10 g，桔梗 10 g，牛膝 10 g。平时可以饮用山丹茶：丹参、山楂各 15 g 放入茶杯中，沸水泡制，每天 1 剂。

（2）痰浊闭阻：主要症状为胸闷，肢体肥胖沉重，痰多，舌质淡，苔浊腻，脉滑。此类患者需要通阳泄浊，去痰宽胸，可以给予瓜蒌薤白半夏汤合涤痰汤：瓜蒌皮 15 g，法半夏 9 g，薤白 15 g，陈皮 6 g，茯苓 15 g，枳实 15 g，生姜 3 片，胆南星 6 g，甘草 6 g。平时食疗可以食用淮山苡仁萝卜粥。

（3）气阴两虚：主要症状为心胸隐痛，心悸气促，时作时止，动则加重，并伴有面色苍白易出汗等。舌质偏红，苔薄，脉沉迟。可以给予生脉散合人参养荣汤治疗，以达到活血通脉、益气养阴的目的。对此类心气不足的冠心病患者，食疗可给予黄芪粥以提气血。

（4）寒凝心脉：主要症状为胸痛彻背，心悸气喘，胸闷气促，面色苍白，手脚冰凉，冷汗自出，在遇到气候变冷或降温时病情加重。舌淡苔白，脉沉细。此类患者需要驱寒通阳，可以给予四逆汤加减：熟附子 15 g，炙甘草 10 g，葱白 10 根，干姜 10 g，当归 10 g，桂枝 12 g。

（5）气滞心胸：主要症状为隐痛阵发，痛有定处，当心情不佳时容易诱发或加重，脘腹胀闷，苔薄，脉细。此类患者需要疏肝理气，可以给予柴胡疏肝散加减来治疗。

除上述辨证类型外，还有心肾阴虚者和心肾阳虚者，分别需要滋阴清火和温补阳气，可以分别给予天王补心丹合炙甘草汤加减和参附汤合右归饮加减。

2. 中医外治

中医对冠心病的治疗除包括饮食、药物治疗外，还有推拿治疗、穴位按摩、针灸治疗等特殊的外治手段和方法，如按揉膻中穴，合按内关穴、外关穴，掐按足三里穴等，对冠心病也有一定的调理保健功效。适当的体育锻炼，如太极拳等也可以增强人体功能，对冠心病均有良好的作用。

（四）中医对冠心病防复发理论

冠心病缓解期以本虚为主，发作期以标实为主，当补其不足，泻其有余。中医认为补脾肾，温阳补气，活血化瘀通络，调节阴阳平衡，可防止疾病复发。

1. 补脾益肾论

张仲景言"四季脾旺不受邪"，李东垣以"内因脾胃为主论"，即言脾胃与预防疾病的关系十分密切。因脾胃为后天之本，水谷之海，五脏六腑非脾胃之气不能滋养，气血津液非脾胃之气不能化生，因此脾胃对元气、气血具有滋生作用。肾为先天之本，元气之根。古人言"年过半百，肾气渐衰"，元阳虚衰则不能鼓动五脏之阳，引起心气不足或心阳不振，血脉失于温煦，鼓动无力而痹阻不通，发为胸痹心痛。补脾益肾能使元气复盛，肾中精气充实，五脏阴阳调和；能益气生血，气能行血，血能养心，从而使气血调和；能使运化有序，水湿不聚，痰无以生，心胸清旷之区无以为犯，不产生痰浊和瘀阻，气机能流畅，气血运行调和。因此，冠心病缓解期应补脾益肾，固其根本。

2. 疏畅气机，重在补肝论

《格致余论·阳有余阴不足论》有云："主闭藏者，肾也；司疏泄者，肝也。"肝具有藏血、疏畅气机、调节情志的作用。情志以血（精）为本（物质基础），以气为用（功能基础），情志异常可导致气机失调。从肝主疏泄论治不稳定型心绞痛获得好的疗效，佐证肝的疏泄功能失常在冠心病的发生发展中起着重要作用。因此，冠心病缓解期应疏畅气机，注意补肝；使全身气机疏通畅达，通而不滞，散而不郁；使情志和调，少忧思，不郁怒，减少不良情绪对心脏的影响，防止心绞痛、心肌梗死缓解后复发。

3. 活血化瘀，抗凝通络论

冠心病的主要病机为心脉痹阻。活血化瘀，让血脉通畅，使痹者通、塞者开，冠心病自然而愈，心绞痛、心肌梗死缓解后疗效稳定不再复发。现代药理研究发现活血化瘀类中药可增加冠脉血流量，降低心率，减少心肌耗氧量，改善血液流变性，还具有抗血小板聚集及抗凝等作用，能有效缓解冠心病的临床症状，预防冠心病的复发和加重。

总之，冠心病在老年人群中发病率较高，且发生不良心血管事件概率高，是在遗传和环境因素基础上多种相关危险因素共同影响、相互作用的结果。其中性别、年龄、家族史是传统认识中的不可改变的危险因素，其他如高血脂、高血压、不良心理、不良饮食习惯、缺乏运动等，可通过人为干预得到改善或消除。因此，对这类可改变的冠心病危险因素早识别、早干预尤为重要。所以，在对可能患冠心病者的早期健康教育中，应给予积极的治疗及指导，首先使患者客观地认识疾病，积极完善相关检查，并且规范循证用药；其次，在医生指导下形成正确的生活方式，改变以往的不良生活习惯，调整心态。将中医健康管理引入冠心病的防治中，将使整体治疗更具个体化，更具针对性，发挥其"未病先防，既病防变"的优势作用，以及临床中做好冠心病的防治工作，可降低冠心病的发病率和不良事件的发生率，提高患者的生活质量。

三、中医在慢性阻塞性肺疾病管理中的应用

慢性阻塞性肺疾病（COPD），简称慢阻肺，是一种全球性发病率和死亡率较高的重要呼吸系统疾病，并且其发病率和死亡率呈不断上升的趋势。2001年，WHO 估计全球慢性阻塞性肺疾病的患病率是 1013/10 万。目前，慢性阻塞性肺疾病居世界当前死因第 4 位，估计还将继续上升。在我国，慢性阻塞性肺疾病同样是严重危害人民健康的慢性呼吸系统疾病，40 岁以上人群患病率为 8.2%。由于慢性阻塞性肺疾病发病机制复杂，病情反复发作，进行性加重，肺功能不可逆损伤，给患者、家庭和社会带来沉重的经济负担。随着病情的发展，患者还会出现肺动脉高压、肺源性心脏病等严重的并发症，目前尚无根治的办法，因此如何预防慢性阻塞性肺疾病的发生发展，已成为一个重要的公共卫生问题。

（一）中医对慢性阻塞性肺疾病的认识

慢性阻塞性肺疾病是一种气道发生不可逆阻塞性损伤病变的统称，在中医学中属于"咳嗽""喘证""肺胀"的范畴。该病是老年人的一种常见病，多发生在秋冬寒冷的季节，咳嗽、咳痰、气喘是它典型的三大症状。中医认为，慢性阻塞性肺疾病是以外感六淫为主要诱因；肺脾肾虚损，痰浊、血瘀为本病内在病机病理变化，病机特点本虚标实，本虚以肺脾肾虚为主，标实以痰饮夹瘀为主；痰、瘀、虚三者是慢性阻塞性肺疾病缠绵迁延、反复发作的根本原因。其临床证型随着病情的进展有相应的变化，主要有痰浊壅肺、痰热郁肺、肺络

瘀阻、痰蒙神窍、阳虚水泛、肺气虚弱、脾肺亏虚、肺肾气虚八大证型。其治疗在急性发作期以祛邪为主，慢性迁延期当补虚和祛邪相结合，临床缓解期以扶正固本为主。

（二）中医对慢性阻塞性肺疾病的预防

中医未病先防，就是强调在无病的情况下，重视养生调摄的方法，保持身体健康，防止疾病的发生。未病先防包括去除影响健康的危险因素和主动养生、锻炼。影响健康的危险因素包括外因和内因。外因包括环境污染、工作压力大、人际关系差、家庭或社会负担等；内因包括自身抗病能力弱、健康意识不强、不良生活方式、感情挫折等。各种养生保健手段是可以起到未病先防作用的。在预防慢性阻塞性肺疾病的生成和发展方面，要扶正固本，避免各种危险因素。

1. 情志调养

精神活动与人体生理关系密切，悲伤可使肺气消耗，故而影响血行，血瘀可使身体功能失调导致发病。所以保持心情舒畅，减少悲观的情绪对本病的预防具有重要的意义。平时注意精神、心理的健康，保持良好的心态、愉悦的心情可有积极的作用。

2. 饮食调养

应多食富含维生素 A 的食物，如胡萝卜等。这类食物能使气管黏膜上皮抵抗力增强，可以一定程度上减少细菌及病毒相关毒素的刺激。适当地补充蛋白质类食物，如牛奶、鸡蛋、瘦肉、鱼、豆制品等。在寒冷的冬季可以适当地进补一些具温补作用的食物，如牛肉、羊肉等。需要多吃新鲜的瓜果蔬菜来补充足够的维生素。不宜食用过于寒凉的食物，否则易引起气管痉挛。忌油炸、辛辣等各种刺激性大的食物，这些食物可刺激呼吸道，引起咳嗽、咳喘的加重。

3. 起居调养

众所周知，感染是该病发作的重要诱因，因此慢性阻塞性肺疾病患者应注意早睡早起、作息规律、预防感冒。天气变化时要注意随时增减衣物，特别是在冬季更要注意防寒保暖。由于粉尘和吸烟都是该病重要的诱因，因此要戒烟防尘。保持室内空气流通，必要时可安装空气净化器。避免在日常生活中接触油烟、油漆、粉尘等。外界空气污染严重时，出门应佩戴好口罩。

4. 运动调养

中医提倡人体通过提高正气来抵抗病邪的入侵。而进行适当的体育锻炼，可以促进血液循环，增强体质，提高机体的免疫力。例如，每天可以通过散步、慢跑、打太极拳等来提高肺功能，还可进行适当的耐寒训练以提高人体呼吸道对冷空气的适应能力。不同的体质可选用不同的锻炼方式。例如，气虚质可选用一些比较柔缓的传统健身功法，选择太极拳、太极剑、八段锦等进行锻炼。痰湿质者，形体多肥胖，身重易倦，故应根据自己的具体情况循序渐进，长期坚持运动锻炼，如散步，慢跑，打乒乓球、羽毛球、网球，游泳，练武术，以及适合自己的各种舞蹈。特禀质的形成与先天禀赋有关，可练"六字诀"中的"吹"字功，以调养先天，培补肾精肾气。

（三）中医对慢性阻塞性肺疾病的治疗

中医对慢性阻塞性肺疾病的治疗有着独特的优势和悠久的历史。临床证实扶正类中药如补气、养血、滋阴、温阳等中药均可调节人体细胞免疫功能，增强免疫力。辨证施治是关键。根据不同的体质进行辨证施治，如气虚质者平时可服用四君子汤、补中益气汤等培补元气；痰湿质者可服用参苓白术散、三子养亲汤等健脾利湿化痰；特禀质者可服用玉屏风散、过敏煎等以益气固表、养血消风，可在季节交替前半个月开始服用。另外，还可以按体质辨识结果针对个人分别选用不同的冬令膏方，或应用针灸、穴位贴敷等纠正机体失衡状态，改善体质，提高机体的抗病能力。采用"冬病夏治""冬令膏方"和"穴位贴敷"，可通过药物与经络的双重作用，调理脏腑阴阳，疏通经络气血，达到减轻或治愈疾病的目的。

慢性阻塞性肺疾病患者不仅有咳嗽、咳痰、呼吸困难等临床症状，而且肺功能检查显示已存在不完全可逆的气流受限。中医认为应根据其病情程度及临床证型，采取相应的治疗措施。

1. 轻度患者

轻度患者是指仅有咳嗽、咳痰史但无呼吸困难，肺功能检查处于Ⅰ级的慢性阻塞性肺疾病患者。这类患者可以中医药治疗为主，根据患者的实际情况进行中医药和针灸穴位的辨证施治，以及采用冬令膏方。同时对患者进行慢性阻塞性肺疾病基础知识的宣教和康复指导；倡导患者进行适当的体育锻炼，选择适合自己的锻炼方式，提高机体的抗病能力；减少呼吸道感染，预防慢性阻塞性肺疾病的反复发作，延缓病情的进展。

2. 中度患者

中度患者除存在咳嗽、咳痰外，还有呼吸困难，尤其是在活动后，肺功能检查处于Ⅱ级。患者在急性加重期须根据病情进行相应的中西医结合治疗，尽快控制症状以缩短急性期病程。中医药在急性期的应用主要还是辨证施治，对痰热郁肺者，予以清肺化痰，施以清金化痰汤加减；对痰浊壅肺者，予以健脾益气化痰，施以三子养亲汤加减；对肾阳虚弱，痰瘀互结者，以温肾化饮逐瘀法，痰饮丸加减等。另外，也可以应用中药针剂如痰热清注射液以及中药雾化吸入等。"急则治其标，缓则治其本"，慢性阻塞性肺疾病稳定期的治疗要提倡个体化的治疗，遵照整体化的原则，以达到改善症状、提高生活质量、延缓病情进展的目的。在稳定期，可治以健脾、补肺、温肾纳气、益气养阴、活血化瘀法。研究表明，长期服用高丽参、西洋参、冬虫夏草、蛤蚧、川贝母、三七等能明显提高患者机体的免疫功能，改善微循环，提高血氧饱和度，稳定心肺功能，减少复发。冬季如病情稳定还可采用冬令调治的方法，服用膏滋药。

3. 重度患者

重度患者为肺功能已处于Ⅲ级和Ⅳ级，不仅有反复咳嗽、咳痰、呼吸困难，生活质量明显下降，急性发作时可以危及生命，这时患者多伴有低氧、二氧化碳潴留、肺动脉高压、心功能不全等。此期的患者急性加重时除了应用广谱抗生素以及扩张支气管的药物，往往还会应用激素，对重者，则予以无创或有创通气。激素无论是口服还是静脉给药都会导致一定的不良反应，如血糖的升高、胃肠道溃疡、骨质疏松、免疫力低下、水钠潴留、继发霉菌感染等。临床研究表明，中药对于这些不良反应有很好的防治作用。如激素治疗期，中药以滋补肾阴为主对抗库欣综合征；激素减量期，中药阴阳双补、气血并调，使激素递减顺利；激素小剂量维持至停用期，中药以温补肾阳为主，减少激素依赖。另外，对于使用激素后出现的水钠潴留，中药有很好的调节作用，使用温肾健脾的方法可改善患者机体的水钠代谢紊乱。这些都减少了患者因应用激素出现的不良反应及激素减量后出现的反跳反应。此外，因使用无创通气的部分患者会出现口咽干燥、腹部胀气的感觉，影响治疗效果，这时可运用培土生金法，给患者浓煎汤药口服及芒硝敷脐，使患者症状减轻，耐受性增加，帮助患者更好地与医生配合，完成整套的治疗。广谱抗生素的使用在慢性阻塞性肺疾病重度患者中比较普遍，但其长期和大量的应用会造成肠道菌群紊乱，甚至发生相关性肠炎。此时西医的止泻、消炎药物疗效不佳，而应用中药的清热解毒制剂和益气健脾制剂，可以使肠道内环境改善，症状减轻。

（四）中医在慢性阻塞性肺疾病康复期的作用

2007 年版全球倡议中就提出了个体化的治疗，这与中医的"辨证施治，因人施治"的理论相符，而且中医药在慢性阻塞性肺疾病患者"疗后调养"中有着很显著的优势。中医药在慢性阻塞性肺疾病患者康复期的作用，主要体现在增加免疫力、调节机体内环境平衡、益气健脾化痰、清热解毒、活血化瘀等诸多方面。具体可采取以下措施：教育与督促患者戒烟，避免或防止粉尘、烟雾及有害气体吸入；防寒保暖，避免受凉，预防感冒。此外可进行康复治疗（呼吸操、步行、慢跑、登梯、太极拳等）、家庭氧疗、药物足浴、针灸、穴位按摩、穴位贴敷等。中医药的应用根据"缓则治其本"的原则，以培补元气为主，分别从肺、脾、肾着手：肺气虚者予补肺固表，方用玉屏风散或补肺汤加减；脾虚者健脾化痰，方用六君子汤加减；肾虚者补肾纳气，偏阳虚者用肾气丸，偏阴虚者用六味地黄汤加减。补益肺气、健脾补肾等治疗，能起到巩固疗效、增强机体抵抗力、防止疾病复发的作用。中医对慢性阻塞性肺疾病稳定期患者提倡冬病夏治，以预防冬季和次年春季的急性发作。而在冬季则采用冬令调治的方法，服用膏滋药。膏滋药法是按个体症状不同，进行辨证论治，常采用补肺、益肾、健脾、活血、清肺祛痰之法，配用鹿角胶、龟板胶、阿胶、冰糖、黄酒制成膏剂，于冬至到春分之间服用。经连续数载冬病夏治与冬令调治，平时注意调护，能稳定病情，减少慢性阻塞性肺疾病的急性发作，延缓病情的发展。

综上所述，中医在慢性阻塞性肺疾病的防治中发挥着很重要的作用，可以使急性期缩短、稳定期延长，改善患者对治疗的依从性，提高患者的生活质量，降低患者的疾病负担。慢性阻塞性肺疾病的防治关键在于防范慢性阻塞性肺疾病的发生，已病时掌握慢性阻塞性肺疾病早期诊断的方法从而实现早治疗，防止其发展和传变，并注意预防复发。中医思想贯穿于慢性阻塞性肺疾病防治的全过程，在慢性阻塞性肺疾病的管理中具有重要的意义。

四、中医在糖尿病管理中的应用

糖尿病是常见的内分泌疾病之一，近年来，糖尿病一直高居国人十大死因前列。目前糖尿病无法根治，只能适当治疗与控制，良好的糖尿病控制必须饮食、药物、运动多管齐下。若控制不良可能出现各种严重的并发症，急性并发症包括导致意识混乱、昏迷、休克的糖尿病酮症酸中毒，慢性并发症包括冠心病、肾病、视网膜病变的末梢血管病变等，不仅造成生活不便，而且还有致命的危险。中医理论在糖尿病管理中的应用是降低糖尿病发病率、节约医疗资源、提高人民生活质量的有效途径，这对于人均医疗资源不足的我国来说，是非常有必要的。应用中医"未病先防、将病治萌、既病防变"的"治未病"理论对糖尿病进行管理是创新发展的大势所趋。

（一）中医对糖尿病的认识

糖尿病是由多种病因引起的，胰岛素分泌或作用不足，以高血糖为特征的一种内分泌代谢性疾病，临床上分为 1 型和 2 型。该病在中医中属于"消渴""食郁"的范畴。其典型的临床症状为"三多一少"，即多饮、多食、多尿和体重减少。很多患者并无上述典型症状，往往在体检甚至出现并发症后才确诊为糖尿病。中医认为，糖尿病主要由阴津亏损、燥热偏盛，而五脏虚弱所致。其发病原因有几个方面。首先是饮食不节，长期过食而损伤了脾胃，脾胃燥热偏盛，上灼肺津、下耗肾阴而致病。其次，糖尿病与体质有关，阴虚质、气虚质、痰湿质、瘀血质更易导致糖尿病，体质是糖尿病发生的内在因素。糖尿病的发生还与情志失调关系密切，因为长期的抑郁、恼怒、情志不舒伤肝，肝火失调，可耗胃津、灼肾阴，而忧思过度、心气郁结可郁而化火，心火亢胜，耗精血、伤阴津而致病。此外，劳欲过度、房事不节、药物等也是糖尿病的发病原因。中医认为消渴症的脏腑主要在肺、胃、肾，以肾为关键，又相互影响。若病后不能及时诊治，会导致气阴两伤、痰浊瘀血、痹阻脉络等。

（二）中医对糖尿病的预防

糖尿病已经成为世界上继肿瘤、心脑血管疾病之后又一严重危害人类健康的慢性病。目前我国糖尿病患者的知晓率和治疗率不高，大家对糖尿病的危险因素认识不足。因此，应加强对人民群众的健康教育。由于引起糖尿病患者血糖升高的原因众多，如情志不调、饮食不节、运动过少、肥胖等，因此为了有效地预防糖尿病的发生，我们应该从以下几方面进行调养。

1. 情志调养

精神状态是衡量一个人健康状况的首要标准。中医认为"恬淡虚无，真气从之，精神内守，病安从来"，喜、怒、忧、思、悲、恐、惊等情志的刺激是百病之源。因此，中医始终把心理调治作为防病健身、治病疗疾的第一步。中医对糖尿病也有情志上的认识，认为七情过极可导致人体气血紊乱，气郁日久便能化火，以灼伤体液。阴虚则阳亢，引起消渴病。现代医学研究结果证实，心理因素影响糖尿病的物质基础是肾上腺素，情绪不稳定、脾气暴躁的患者，其血液中的肾上腺素含量较高。肾上腺素不仅可以使血糖升高，还会使血小板功能亢进，造成小血管栓塞，从而诱发各种并发症。所以，预防糖尿病首先应保持良好的心态，乐观豁达，情绪稳定，减少焦虑和激动，避免忧郁、忧愁、恼怒等不良情绪，学会放松和心理疏导，不患得患失。积极健康的生活理念对糖尿病的预防有良好的作用。

2. 饮食调养

中医认为，气血是人体生命活动的物质基础。人之气血、津液、精血均来源于脾胃的生化。饮食合理，则不病或病轻；反之，则多病或病重。因此，中医养生以食为本。预防糖尿病，必须合理安排饮食，日常膳食中的蛋白质、脂肪、碳水化合物、纤维素、维生素等营养物质需要按照健康的结构比例合理搭配。要选择低热量、高纤维素饮食，常吃蔬菜、水果和粗粮，如玉米、荞麦、高粱等，这类食物不仅有强饱腹感，也对血糖的影响较小。健康的饮食方法是规律、定时定量，避免一次进食过多使血糖急剧升高而加重胰腺的负担。另外，茶叶中含有一种较理想的降糖物质及丰富的维生素，对糖尿病患者是十分有利的。若用沸水泡茶，则降糖物质的有效成分及多种维生素遭到破坏，因此糖尿病患者若要用茶叶降血糖，切勿用沸水泡茶。尽量避免或少食含糖量高的食物，如果脯、蜜饯等。要限制主食，每天主食摄入量不超过 250 g。

3. 运动调养

坚持定时、定量且适合自身实际情况的运动，有助于改善胰岛素抵抗。运动也可增强胰岛素的效能，使血糖减低至正常水平。运动对治疗不太严重的糖尿病有积极的作用，对预防心脏病也有效果，同时运动还有助于降低血液内低密度脂蛋白胆固醇的含量，对血液中胆固醇含量过高者有莫大神益。机体正气的强弱、血液循环状况的好坏、新陈代谢质量的高低、抗病能力的大小、疾病治疗和恢复的快慢等，都与运动有关。在既病之前，运动疗法属于防的层次；在既病之后，运动疗法又具有治疗和康复的意义。太极拳、易筋经、八段锦等健身功法可强身健体，老少皆宜，适合各类人群。

4. 其他调养

（1）控制体重：体重超过正常体重值的 27% 时，患冠状动脉疾病的概率便加大。肥胖的人多会同时患上糖尿病、高血压和胆固醇过高症，减肥是有效方法。中医在减肥方面有着独到的优势，如耳针（口、食管、十二指肠、胃穴）、药粥（荷叶粥、白茯苓粥）、药茶（山楂麦芽饮、荷叶饮）和太极拳都有较好的减肥效果。

（2）戒烟限酒。

（3）积极控制糖尿病前期症状。

定期进行空腹血糖检查、糖耐量检查及糖化血红蛋白测定，利用中医相关知识对高危人群进行健康指导，做到糖尿病的早发现、早治疗。

（三）中医对糖尿病的治疗

中医在防治糖尿病及其并发症方面有着悠久的历史和丰富的临床实践经验。糖尿病对身体的危害是多方面的，但主要是危害心、脑、肾、血管、神经、皮肤等。糖尿病的并发症多由长期的高血糖、高血脂、血液高凝高黏、内分泌失调，尤其是动脉硬化和微血管病变引起。利用中医相关技术和知识改善患者临床症状，控制血糖水平，减轻西药对身体的损伤，有效防止糖尿病相关并发症，提高生活质量。

1. 体质调理

研究表明，糖尿病的发病与体质类型息息相关。阴虚质、气虚质、痰湿质、瘀血质更易导致糖尿病，是糖尿病发生的内在因素。因此，调理体质是治疗糖尿病的一种重要手段。

（1）阴虚质：宜滋阴补津。选择补阴、补血、清虚类中药。注意自身的修身养性，避免心情低落，保持平稳的心态，学会自我控制和调节，避免劳累过度，忌熬夜，少食辛辣的食物。

（2）气虚质：选择补气健脾的中药，注意把握药物的剂量，循序渐进；同时选用一些具有化痰祛湿作用的药物；食用一些健脾益气的食物；避免过度悲伤和思虑，减少紧张和劳累，保持平和的心态。

（3）痰湿质：需要调理脾胃，化痰祛湿。少食肥甘厚味，切忌暴饮暴食，不宜进食寒凉食物；宜进食健脾祛湿、化瘀祛痰的食物，如陈皮、党参、茯苓、山药等。

（4）瘀血质：应通畅气血。避免寒冷刺激，忌生冷寒凉类食物，不宜大补；增强运动，宜食疏利气血的食物，内外兼养。

2. 中医辨证治疗

（1）气阴两虚证：这种类型是糖尿病中最为常见的类型。其主要的症状表现为口干舌燥，乏力，气促，多饮多尿，腰膝酸软，舌质红、苔白，脉沉细。这类患者应注意益气养阴，可以接受生脉散合增液汤加味治疗，还可以食用参杞粥、苦瓜炒肉等进行食疗，平日可以用西洋参泡水饮用。

（2）热盛伤津证：主要症状为易饥多食，尿频量多，喜冷饮，心烦易怒，舌干红、苔黄，脉细数。这类患者应清泄化滞，可以接受三黄片、去火片或者是新清宁治疗，饮食上可以食用花粉生地粥、冬丝瓜豆腐煲等，平时可以饮用菊花玉竹茶。

（3）痰火内结证：主要症状为胸闷，心烦，失眠多梦，头晕，肥胖，舌红、苔黄腻，脉滑数。这类患者需要清热化痰，可以接受小柴胡汤、牛黄清心丸等治疗。

（4）肝经郁热证：主要症状为口苦，心烦抑郁，头晕，嗳气，舌红、苔薄，脉弦数。这类患者应疏肝行气、清热，可以接受逍遥丸、龙胆泻肝丸等治疗。

3. 综合治疗

防止并发症最好的办法就是将血糖控制在目标范围内。现代医学对糖尿病有一整套治疗方案。中医对糖尿病也有着自身的优势。中医注重整体调理，辨证施治，治疗手段丰富。近年来，针灸、推拿、按摩、外敷等被应用在糖尿病治疗过程中，对糖尿病及其并发症的治疗起到一定的作用，对慢性病并发症有显著的疗效，如对糖尿病肾病、糖尿病周围神经病变、糖尿病眼底病变等，中医能有效地治疗和遏制其发生发展。

中医在糖尿病及其并发症的防治方面有积极的指导作用，无论是预防糖尿病的发生，还是预防糖尿病的并发症，都能见微知著。运用中医辨证施治理论，发挥未病先防、早治防变的作用，让人们重视和懂得未病先防、既病防变的重要意义和三分治七分养的道理，认识到糖尿病的发生发展与饮食、情志、运动、起居等息息相关。从源头上出发，消除导致糖尿病的高危因素，从而减轻患者的痛苦，减轻家庭和社会的负担，实现对糖尿病的预防及管理。

五、中医在高脂血症及脂肪肝管理中的应用

高脂血症是一种脂质代谢紊乱性疾病，脂肪的代谢与转运异常是其发病机制，如果出现总胆固醇与甘油三酯的水平增高，说明为高脂血症。高脂血症一般分为三类：高胆固醇血症、高甘油三酯血症、混合性高脂血症。混合性高脂血症在所有高脂血症患者中发病率相对较低。如果血浆总胆固醇转化为胆汁酸被延迟，肝脏里血浆总胆固醇的含量就会加大，低密度脂蛋白胆固醇受体的活性也会有变化，继续发展会出现高胆固醇血症。高甘油三酯血症主要表现为血浆中乳糜微粒、低密度脂蛋白水平增加等，造成这些表现的原因有饮食、饮酒、运动、吸烟、基因的异常等。越来越多的研究证明，高脂血症可以引起冠状动脉粥样硬化，接着引起冠心病，严重影响患者的生命安全与生活质量。所以，要积极对高脂血症进行管理。

脂肪肝是一种以肝实质细胞脂肪变性和脂肪贮积为特征的临床病理综合征。氧化应激和机体抗氧化能力的失衡可能是影响脂肪肝进展的重要因素，而胰岛素抵抗和瘦素抵抗等引起脂肪酸氧化障碍是脂肪肝产生、进展的重要因素。在我国，临床流行病学研究表明，脂肪肝的发病率在 $5.2\%\sim11.4\%$，男性高于女性，重度肥胖性脂肪肝中的 25% 的患者并存肝纤维化，$15\%\sim80\%$ 的患者可能发生肝硬化而导致一系列严重并发症。许多学者认为脂肪肝是隐源性肝硬化或非活动性小结性肝硬化的前期病变，并为健康体检人群肝酶学异常的常见病因。因此，及早治疗脂肪肝有望阻止慢性肝病进展，改善脂肪肝的预后。目前，西医治疗本病较为棘手。而运用中医治未病的理论防治脂肪肝具有重要的临床意义。

（一）中医对高脂血症及脂肪肝的认识

中医认为高脂血症应属于中医中"胁痛""积聚""痰浊"的范畴，主要的病机是脾分清泌浊功能出现问题，有淤血、湿浊、痰凝这三种病理产物。高危混合性高脂血症一般是虚实并存，治疗以调节脏腑功能的平衡、调节血液运行的通畅为主，从而起到健脾益肾、燥湿化痰、活血化瘀的作用。该病病因为多食厚腻之品，致清浊相混，阻塞中焦，脾土阻滞则肝失疏泄，气血瘀滞则瘀阻不行，水湿滞留，气血交阻而成本病。脂肪肝的主要危险因素有肥胖、高脂血症、2 型糖尿病。中医认为过食肥甘厚味，或情志失调，或劳逸失度，或久病

体虚引起肝失疏泄、脾胃虚弱，则其肝、脾、胃失去转输之用，而致聚湿生痰、气滞血瘀、痰瘀互结于肝，形成脂肪肝。

（二）中医对高脂血症及脂肪肝的预防

1. 饮食调养

要注意饮食均衡，合理膳食。减少高脂食物的摄入，多吃蔬菜与水果，做到粗细搭配。控制高糖、高脂食物，适当摄入优质蛋白质。控制体重，维持正常的血脂、血糖水平。

2. 运动调养

每天参加适当的体育锻炼。可以根据不同的体质选择相适宜的运动项目，如游泳、慢跑、太极拳等。可以从小运动量开始，逐渐增加到适合的运动量。运动具有消耗脂肪的功能，但需长期坚持。并且运动还能增强体质，使正气旺盛，肝气条达。

3. 起居调养

生活起居规律，做到劳逸结合，避免烦劳过度。避免过量饮酒，酒精是肝脏的第一杀手，在肝脏进行分解代谢，酒精会导致肝细胞对脂肪酸的分解代谢障碍，更易导致脂肪沉积而形成脂肪肝。过度饮酒还易诱发肝硬化、肝癌等。

（三）中医对高脂血症和脂肪肝的治疗

目前，高脂血症发病率逐年上升，研究有效的降脂方法对防治动脉硬化及其导致的心脑血管病变具有积极的意义。

1. 滋肝补肾降脂法

一些原发性高脂血症、体型消瘦者，其发病多为肝肾阴虚所致，故拟采用滋肝补肾降脂法治疗。常用药物为何首乌、黄精、桑寄生、生地黄、枸杞、山茱萸、草决明、泽泻等。兼肝阳上亢者，加珍珠母，或鳖甲、龟甲。

2. 滋肝补肾活血降脂法

有些高脂血症患者，本因肝肾阴虚而发病，却屡次使用化痰剂，致使肝肾精血更伤，阴涸成瘀，形成阴虚夹瘀证。故在治疗上既要滋肝补肾，又要活血化瘀，常用药物为何首乌、黄精、桑寄生、桑椹子、泽泻、丹参、生山楂、赤芍、当归、刘寄奴、泽兰、大黄、红花、水蛭等。兼气虚者，加太子参、黄芪。兼痰湿者，加郁金、石菖蒲。

3. 清肝利湿降脂法

有些高脂血症患者，既嗜食辛辣香燥、肥甘厚味，又沉溺于酗酒之乐，终致肝失疏泄，湿热蕴积而发生本病，不仅血脂升高，并有脂肪肝，症见体形肥胖，口干口苦，胁肋胀满或疼痛，头晕，心烦，舌质红，苔厚腻而滑，故拟采用清肝利湿降脂之法，常用药物为茵陈、栀子、黄柏、泽泻、龙胆草、黄芩、山楂、草决明、郁金等。

4. 滋肝补肾、祛瘀、清热利湿降脂法

部分原发性高脂血症患者本属肝肾阴虚的体质，却偏又喜肥甘厚味，嗜酒酗酒，造成湿热内生，症见头晕耳鸣，腰酸膝软，心烦失眠，口干口苦，舌苔厚腻而黄，舌有瘀点、瘀斑，故拟采用滋肝补肾、祛瘀、清热利湿降脂法，常用药物为何首乌、枸杞、冬虫夏草、桑寄生、生山楂、草决明、丹参、姜黄、茵陈、泽泻、黄柏、黄连、大黄、石菖蒲等。

5. 益气健脾祛瘀降脂法

原发性高脂血症发病机制为先天脾胃虚弱，脾胃运化、输布水液功能失调，以致痰湿内生，血脉瘀阻而发病。运用益气健脾祛瘀降脂法，可振奋脾胃，疏通脉络，达到降脂目的。常用药物为党参、白术、茯苓、黄芪、赤芍、当归、丹参、生山楂、桃仁、红花等。痰湿重者，加陈皮、法半夏、泽泻、郁金。瘀阻甚者，加蒲黄、大黄、三七。胸闷胸痛明显者，加全瓜蒌、薤白、延胡索。

6. 化痰活血降脂法

继发性高脂血症患者，因过食肥甘厚味、滋生痰湿而发病。患者体型多肥胖，舌质紫暗，或有瘀点、瘀斑，舌苔厚腻，故拟采用化痰活血降脂法，常用药物为苍术、白术、半夏、茯苓、郁金、薏苡仁、胆南星、丹参、生山楂、蒲黄、泽兰、川芎、桃仁、红花等。气虚者，可加党参、黄芪。肝肾不足者，可加何首乌、黄精。血虚者，可加当归、赤芍。

综上所述，高脂血症可引起高血压、糖尿病、冠心病等一系列并发症，通过有效的预防可避免或减少上述并发症的发生。中医药在预防高脂血症及脂肪肝方面具有优势。在临床实践中，高脂血症与脂肪肝的治疗很复杂，所以在治疗上应因人而异。

六、中医在慢性肾病管理中的应用

慢性肾病不是一种单一的肾病，但凡出现肾脏损伤指标如血尿、蛋白尿，时间超过 3 个月，都称为慢性肾病。一般该病在早期没有明显的症状，如果不能及时治疗将会发展为严重的疾病，如尿毒症、肾衰竭等。慢性肾病作为严重的全球性公共卫生问题之一，并无特效药物治疗，其治疗关键在于早期干预、早期治疗，延缓肾损害进展，减少并发症，降低病死率。慢性肾病的患病率在全球范围内呈逐年上升的趋势。如未能及时救治，病情恶化，则随病程迁延，慢性肾病将发展为慢性肾功能不全、肾衰竭，最终形成尿毒症。这一时期患者只能通过透析或者肾移植来维持生命，不仅医疗费用高昂而且生活质量大大降低。

（一）中医对慢性肾病的认识

在中医学中，根据症状体征慢性肾病归属于"水肿""腰痛""尿血"等疾病范畴。根据进展阶段，该病分为肾风、关格、肾劳、溺毒等。其主要病机为本虚标实。本虚在肾，可伴有脾、肺、肝功能虚损，其中以脾肾虚损为主；标实指一些致病因素和病理产物，如风、寒、湿、热、瘀，其中风邪、湿热、瘀血影响最大，是本病缠绵难愈、病情进展的关键所在。正虚主要为肺、脾、肝、肾功能失调及气、血、精、阴、阳的亏损。肺为娇脏，外邪入侵首先犯肺。肺主通调水道，肾主水液代谢，肺气宣发肃降与肾气蒸腾协同作用，保证了水液的输布排泄。脾失转输，肾失开合，则当升不升，当降不降，水湿内蕴，困阻中焦，久之化热化浊，浊滞成瘀，又致脾肾虚衰。肾虚气化失司，水液内停，泛溢肌肤，可见水肿。再者，肝肾之阴精、阴血是维持人体阴平阳秘的重要物质基础。慢性肾病患者在病情初期及恢复期以气虚、阳虚为主，其中阳虚为肾病发生基础，脾肾阳虚，命门火衰，元气不足，可诱发及加重肾脏虚损；后可因长期服用激素等免疫抑制剂，转为阴虚或阴阳俱虚。气阴两虚及阴阳两虚是慢性肾病发展的最终态势。

（二）中医对慢性肾病的预防

1. 饮食调养

平时应坚持清淡低盐饮食，限制钠的摄入，每天控制盐的摄入量在 5 g 以内。避免进食高脂肪、高热量、高碳水的食物。少食动物类脂肪，以食用植物油代替。不宜过饱，不宜暴饮暴食，低脂饮食。应多食富含锌、钙的食物，以促进肾小管排钠，从而达到降低血压的作用。避免饮浓茶、饮酒及咖啡等，戒烟，降低高血压的风险。

2. 运动调养

坚持长期有规律的运动，有助于减轻和控制体重，减少肥胖及糖尿病相关肾病的发生。可以选择与自身情况相适宜的运动，如游泳、散步、打太极拳等。最好每周 3 次，每次半小时，并持之以恒。加强体育锻炼，以增强体质，预防感冒等上呼吸道感染的发生。

3. 起居调养

注意生活规律，劳逸结合、张弛有度。避免过度劳累，尽量不熬夜，保证充分的睡眠，以利于身体免疫力的平衡。

（三）中医对慢性肾病的治疗

1. 补虚

慢性肾病患者病机关键在于脾肾虚损，因虚致实，虚实并见，都是在本虚基础上发展而来。本虚有脾肾气虚、脾肾阳虚、气阴两虚、阴阳两虚。同时肺、肝二脏的功能失调也是疾病发展的重要因素。因此慢性肾病患者，脾肾两虚、脾胃气虚为主，予六君子汤加味；气阴两虚为主，予清心莲子饮加减；脾胃阴虚，予甘露饮化裁加减；肾阴亏虚为主，予参芪地黄汤、左归饮加减；阴阳俱虚，予金匮肾气丸、地黄饮子加减。用黄芪补中汤加减治疗脾肾气虚型患者，临床症状明显改善。肺脾肾气阴两虚证者，选用参芪地黄汤合玉屏风散加减；肝脾肾气阴两虚证偏肝阴不足者，选用参芪归芍地黄汤加减，偏肝阳上亢者选参芪麻菊地黄汤加减；心脾肺肾气阴两虚证者，则选用参芪麦味地黄汤加减。肺气虚弱，卫表不固，自汗易感冒者，当益肺固表，常用玉屏风散加味；伴肺阴不足者，加沙参、麦冬等滋养肺阴之品。冬虫夏草、黄芪等补肺中药及牛蒡子、蝉蜕等疏风宣肺中药，可减少尿蛋白量，改善肾脏损害。针对慢性肾病患者采用调肝摄精法治疗，包括养肝法、疏肝法、平肝法。如蛋白尿患者存在肝郁证，用柴胡疏肝散和逍遥散疏肝解郁；肝血或是肝阴不足征，用养肝血或滋肝阴法，如四物汤加枸杞、牛膝，也可用杞菊地黄汤随症加减；阴虚阳亢证，则可用平肝潜阳法，如天麻钩藤饮随症加减。

2. 祛邪

（1）清热化湿，畅利气机。

针对慢性肾病湿热证，要抓住湿热阻滞气机这一关键，在利小便、清湿热的同时，注重畅利气机。常用方剂有黄芩滑石汤、三仁汤、藿香正气散、藿朴夏苓汤、加减正气散等，并善用桔梗、木香、香附、枳实、陈皮、厚朴、苏叶、苏梗等宣畅气机。

（2）凉血化瘀，疏风胜湿，通腑排毒。

把温病卫气营血理论及湿热病治疗经验运用于慢性肾病的临床治疗，以凉血化瘀为大法，针对血热致瘀病机，性寒凉，以清血分之郁热；性流利，以通络脉之瘀阻。祛湿当首选疏风胜湿法，以透热外出。在尿毒症期效仿吴又可治疗瘟疫重用攻下以驱疫毒之邪，善用大黄连续攻下，通腑排毒。

（3）祛邪通络。

慢性肾病进程中所产生的血瘀、水湿、痰浊等病理产物，以及风邪等诱发因素长期存在，会进一步造成肾脏病理性损伤，而这种病理性损伤常导致结构性损伤，被损伤结构即是肾络。肾络作为肾脏结构与组织功能的重要组成部分，能运行气血、输布精微，又可转运组织代谢废物，代谢产物可通过肾脏气化作用，转为浊液排至体外。肾脏微血管结构为肾络庞大络脉网络的一部分。因此针对风邪、痰浊、血瘀、水湿等病理因素，应重视祛邪通络，多选用辛温通络、辛润通络、辛香通络、虫蚁搜络的药物。

3. 标本兼治

肾虚本质为精气不足，治疗中扶正以平补肾气为要；驱邪注重活血，清利湿热，利小便，畅达气机，调理肾气。同时因服用激素等药物，加上久病耗伤气血、肝郁脾虚，或使用苦寒药物，损伤中阳，应时时顾护脾胃，并加保肺气药物，以缩短病程，促进疾病恢复。益气活血清泄共用治疗慢性肾病，益气活血应贯穿治疗始终，补气化瘀、清泄祛毒，最终达到延缓疾病进展的目的。

4. 六经辨证

慢性肾病常见水肿、少尿，从六经入手，可见太阳病之麻黄连翘赤小豆汤证、阳明病之猪苓汤证、少阳病之小柴胡汤证、太阴病之理中汤证、少阴病之麻黄附子细辛汤证，以及厥阴病之大黄附子汤证等多种不同证候表现，随证治之常能获效。少阴寒化基本病机也同属各种原因所致的阳气虚而阴寒盛到阴阳两虚的过程，与慢性肾病中晚期患者的疾病进展相似；尿毒症常见消化道症状、脑病、严重贫血，与少阴病死证中目昏冒、恶寒四逆、吐利等症状相仿。临床注重以方测证，方证互推，如四逆汤证、真武汤证、附子汤证、吴茱萸汤证，其疗效显著。

5. 三焦辨证

三焦主导气化，涵盖了整体气血津液的运行和调整。上焦证多治以翘荷汤合麻黄连翘赤小豆汤加减；中焦证总以运脾为要，非在于补益，或以芳化、苦燥、淡渗，或以升提、甘健、酸收；下焦证常治以白茅根、土茯苓、瞿麦、扁蓄、栀子、鹿衔草等。

七、中医在中风管理中的应用

中风是以猝然晕倒、不省人事，伴发口角歪斜，语言不利而出现半身不遂为主要症状的一类疾病。中风也叫脑卒中、偏枯，属古代四大顽症之一，是中医对西医中急性脑血管疾病的统称，是目前世界上导致人类死亡的第 2 位因素，也是我国导致死亡的主要原因之一。本病多发于老年人，四季都可发病，以春冬两季最为多见，为临床常见病，具有高发病率、高死亡率、高致残率、高并发症、高复发率等特点。将中医治未病应用于中风发生、发展的各个环节，对延缓和减少中风的发生，促进患者的康复，提高患者的总生存率，具有重要的指导意义。有关中风的健康宣教需要贯穿治疗的始终，只有提高人们对中风危险因素的知晓率、控制率，采取积极有效的预防措施，才能降低中风的发生率、复发率、死亡率、致残率，进一步提高人民的健康水平。

（一）中医对中风的认识

中医学认为，中风发生的内在本质因素是肝肾不足、气虚血弱，再因饮食、情志、劳倦、内伤等致病因素，导致体内阴阳失调，气血逆乱，产生风、火、痰、瘀，上扰清窍，导致脑脉痹阻或血溢脉外。根据颅神经受损程度，中风分为中经络和中脏腑。刘宗素首先提出"中风者，俱有先兆之征"，说明在中风发生前，会出现一些预警信号。在中风先兆症的认识和预防方面，中医积累了一些宝贵的经验，如《证治汇补》中说道："平人手足麻木，不时晕眩，乃中风先兆，须预防之，宜慎起居、节饮食、远房帏、调情志。"

（二）中医对中风的预防

1. 平衡阴阳

中医阴阳学说认为，任何疾病发生的基本病机都是阴阳失衡，中风也是如此。在预防方面，中医讲究四时顺养，即"春夏养阳，秋冬养阴""法于阴阳，和于术数"。入冬和入春是中风的高发时，应注意调养，顺应自然，以使机体处于一种阴平阳秘的健康状态，达到预防疾病的目的。

2. 调理情志

喜、怒、忧、思、悲、恐、惊，谓之七情，是人的正常情志变化。太过就是过激，超过了人体本身的正常生理活动范围，导致气机紊乱，脏腑阴阳气血失调，阳气偏亢而生火毒，是造成中风的主要因素之一。七情之中以怒、忧、思与中风的发病关系密切。暴怒伤肝，可致使气血郁积于头部，发生突然晕厥。忧、思伤脾，可导致血滞留不通而发生中风。据报道，七情诱发中风的发生占总发病的 44.1% 左右。因此，日常生活中，应注意保持心情平静，控制不良情绪，避免精神紧张和不良刺激，以预防或减少中风的发生。

3. 饮食调养

饮食是摄取营养、维护机体生命活动的必要条件，《素问·六节脏象论篇》曰："天食人以五气，地食人以五味。"谨防饮食偏嗜。暴饮暴食，嗜食生冷醇酒肥甘厚腻之品，不但造成形体偏胖，而且致脾胃损伤，脾失健运，痰浊内生，以致肝风挟痰，横窜经络，诱发中风。防治原则为温脾祛痰，方用二陈汤，常用药物：半夏、茯苓、陈皮、白术、苍术、胆南星、干姜之类。食疗可用陈皮粥、薏苡仁粥、杏仁霜、莲藕粉、茯苓饼。宜食扁豆、红豆、山药、栗子、丝瓜、冬瓜、海蜇、白萝卜等，少食肥肉、蛋黄、花生、巧克力、甜食、饮料、甜果汁等。

4. 运动调养

运动是预防中风非常有效的方式，如散步、打太极拳等可以帮助缓解高血压等，从而有效地预防中风的发生。宜选择富有节奏、低强度、比较持久的运动方式调养。

5. 起居调养

吸烟是引起中风的重要因素，主动吸烟和被动吸烟都会导致中风，因此生活中应戒烟。过量饮酒也是中风的高危因素，平时生活要有规律，饮酒需适量。应顺应四季气候的变化来调整生活起居。在秋冬季应特别注意防寒保暖。平时做事切勿用力过猛，起床、低头等日常生活动作不宜过快。不要太过劳累，养成定时排便的习惯。

6. 健康教育

高血压、糖尿病、高血脂、肥胖患者以及长期吸烟者、过量饮酒者等都是中风的高危人群。通过健康知识教育让大家了解中风发病的主要危险因素和诱因，重视中风的危害性。告知定期体检和主要的预防措施，在中风发生时应及时就医，抓住最佳治疗时机。

（三）中医对中风的治疗

1. 中风先兆的判断依据

干预中风先兆，防治关键在于"治"。中风虽然发病急骤，但其起病也有先兆，此时急治其先，可收到良好的防治效果。正如《素问·阴阳应象大论篇》所说："善治者治皮毛，其次治肌肤，其次治筋脉，其次治六腑，其次治五脏。治五脏者，半死半生也。"也就是说要把中风消灭在萌芽阶段，防止其由轻变重，由小变大，从而产生严重的不良后果，并要做好针对性的定期复查。

（1）头晕目眩：如果突然出现头晕目眩、站立不稳，有时还伴有耳鸣、恶心甚至晕倒在地，过一会又很快地恢复正常，这可能就是短暂的脑缺血的信号，是常见的中风前兆。

（2）偏盲：突然看不见东西，几秒钟或者几十秒后能自行恢复，这是脑缺血引起的视力障碍，也是中风发生前的信号。

（3）肢体麻木：容易出现肢体乏力、麻木的异常感觉，突然发生单侧肢体麻木乏力，站立不稳甚至一过性半身不遂等。有的人在中风发生前会出现平路上正常行走时突然跌倒的情况。这些都是中风的前兆。

（4）言语不利：出现一过性的失语、语言不清等，这是脑局部缺血引起的语言中枢失灵，也是发生中风前的症状之一。

（5）乏力嗜睡：没有明确诱因的情况下（如运动、劳累等）出现全身乏力、嗜睡、频繁打哈欠等症状，也是中风先兆之一。

2. 辨证施治

中医学认为中风早期主要病机是以气滞血瘀为主，兼有肝阳上亢、肝肾阴虚、气虚血瘀、痰湿阻滞。治疗以活血化瘀为主，配以平肝潜阳、滋补肝肾、益气行血、豁痰祛湿。治疗以患者症状消失为止，症状已除者治疗以 2 周为宜。

3. 中成药治疗

治疗时可酌情给予香丹注射液、脉络宁注射液、红花注射液、灯盏花注射液等。

4. 针灸治疗

针灸治疗包括头针、耳针、穴位注射、埋线、醒脑开窍针刺、五联针刺、灸法等。目前，最常用的方法是先灸足三里、绝骨，后灸涌泉，每天灸 1 次，每穴灸 15 分钟左右，以局部皮肤红润为度，直至症状消失 1 周后停止。

5. 辅助治疗

中药浴足（透骨草、伸筋草、红花、桂枝、苏木）、按摩等。

6. 食疗

黑木耳，炒、拌、做汤均可。

（四）中医对中风后遗症的预防

预防中风恶化，减少后遗症、并发症，防治关键在于"防"。中风发生之后，首先应积极抢救，控制病情，以免病情进一步加重恶化，同时采取积极有效的措施减少后遗症、并发症的发生，如肺部感染、心肌梗死、肾功能不全，这是造成患者死亡的重要因素，还有继发性癫痫、痴呆、抑郁、持续性高热、中枢性呼吸困难、呃逆、二便失禁、尿潴留等。在发病急性期，除需加强护理，密切观察病情外，还应合理选择中西医一切手段进行抢救治疗。恢复期应充分发挥中医特色优势，减少后遗症的发生，如中药、针灸、按摩及功能锻炼（包括被动锻炼和主动锻炼）应早期介入。中药治疗，急性期多以化痰为主，补肾活血为辅；恢复期以补气补肾活血为主，化痰为辅。同时对发病急、病情重的患者，由于用药多、用量大、用药时间长，要注意防止药物中毒，并调养五脏，以防加重病情或产生其他不良后果。

1. 肺炎喘嗽（肺感染）的预防

患者肺金不足，木气相对亢盛，灼伤肺阴，或重病或久病之后，耗气伤阴，损伤肺卫，卫外不固，外邪乘机入侵，而致肺炎喘嗽。故对于肝火旺、肺不足的中风患者，在治疗原发病和加强护理的同时，要注意补肺填金、合滋阴化痰。酌情给予静脉滴注黄芪注射液、参麦注射液、生脉注射液、双黄连注射液、鱼腥草注射液、清开灵注射液、醒脑静注射液等，口服养阴清肺丸、龙胆泻肝丸、安宫牛黄丸、阿胶补血膏、十全大补丸。

2. 胸痹（心肌梗死）的预防

患者素体胸阳不振，或心血不足，或气阴两虚，心失温养，加以中风之时，产生痰、瘀，阻滞心脉，心脉痹阻发为胸痹，多发生于中风急性期（病后6小时至15天）者和有基础疾病（原发性高血压、冠心病、高血脂、高血糖等）者，病位在心，本虚标实。防治的原则是补其不足，泻其有余，通补兼施。控制血压，降低胆固醇水平，控制脑水肿，限制体液入量，注意心电监护，避免用力大便、饱餐、情绪波动等诱发因素，防止医源性损伤（如大量长时间使用甘露醇，必要时使用清蛋白、呋塞米）。可采用多途径给药方式，除静脉滴注外，还可选择静脉注射（参附注射液、丹参注射液、灯盏花素注射液）、肌内注射（黄芪注射液、生脉注射液、香丹注射液）、口服或鼻饲（辨证汤药、膏方）、灌肠（独参汤、参附汤生脉饮、承气汤）、经皮外敷（贴膏）、呼吸道雾化吸入或滴入（小剂量肝素、硝酸甘油）、穴位注射（内关、膻中注射丹参注射液、脉络宁注射液，足三里注射黄芪注射液）、浴手浴足等。

3. 肾劳（急性肾衰竭）的预防

中风合并肾劳多发生于急性期的危重患者。患者年老体弱，肝肾不足，或素有高血压、糖尿病或长期服用药物病史，导致肾功能受损，火、热、湿邪下注，下焦不利，气化不制，而出现小便短赤，或尿少、尿闭。监测患者血钠、血钾、血糖、血尿素氮及肌酐的变化，控制血浆渗透压，合理使用脱水药，可明显降低肾衰竭的发生率。对肾阳虚者，可予金匮肾气丸；肾阴虚者，可予六味地黄丸，或辨证使用汤剂。

4. 继发性癫痫的预防

现代医学认为中风急性期除了脑梗死、大脑皮质梗死及少数皮质出血的患者，一般较少发生癫痫。一方面，是由于大多数缺血性或出血性中风都发生在大脑深部，而癫痫的发生多与大脑皮质的病灶刺激有关；另一方面，则是由于急性期中风多属破坏性病变，加上脑水肿效应，不大容易产生痫样放电。可是到了中风恢复期和后遗症期，病灶的组织修复形成瘢痕样结构，如果遗留的病灶在皮质和皮质下部位就容易形成刺激性病灶而引起癫痫发作。中医学认为，患者中风之后，痰、火、瘀的病理因素未能得以清除，若情志失调，为内风触动，致气血逆乱，清窍蒙蔽，神机受累，元神失控就会发为癫痫。临床上应对有颅内压升高、双侧瞳孔散大、剧烈头痛头晕、肢体局部感觉障碍、惊恐、抽动、口角发麻、双目斜视者，重点观察，防止继发性癫痫的发生。防治原则为祛痰开窍，平肝泻火，活血化瘀，息风定痫。可积极抗感染、防感冒、服用抗癫痫药物进行早期预防，结合针刺、穴位注射、耳针等。饮食调理注意低盐少水，多食豆类、谷类（如小米、玉米等）及酸性食物（如花生、核桃、鸡蛋黄等），少食果汁、咸菜，忌葱、辣椒、浓茶。

5. 继发性痴呆的预防

中风患者内在本质为存在气血不足、肾精亏损，加以中风发生后脑脉痹阻，脑髓失养，神机失用而发为痴呆。痴呆多发生于中风 3 个月后或多次反复发生的"小中风"之后。防治原则是补气血，益肝肾，填精健脑。常用中药补中益气汤、六味地黄丸、归脾汤、天王补心丹等，并要及时补充维生素 B_{12} 及叶酸，必要时进行醒脑开窍针刺法针刺、中药浴足，要加强活动或锻炼，尤其是手、足的动作，按摩风池、合谷、天柱。合理调整枕头的高度和硬度或枕药枕（菊花 500 g、川芎 100 g、天麻 45 g、银杏叶 30 g，做成药枕），多食补肾健脑之品，如黄花菜、龙眼肉、芝麻、桑椹、天麻等，同时要防止营养过剩。要多动脑，多学习，多交流。要积极地防治便秘，保持大便通畅。便秘是引发痴呆的重要原因之一，因为经常便秘的人，其肠道会产生氨、硫化氢、组织胺、硫醇和吲哚等多种有毒物质，这些有毒物质会随着血液循环进入大脑，从而诱发痴呆。

6. 继发性抑郁的预防

患者中风后由于精神压力大，思想负担重，极易产生不稳定情绪，若长期反复刺激，则易发生抑郁。防治的关键是心理疏导，帮助患者树立战胜疾病的信心，同时积极改善患者睡眠质量和精神状态，必要时配合药物干预及针刺治疗，还可采用食疗方，如五味鸡汤（柴胡、郁金、黄芪、合欢花、郁李仁、鸡肉）。

7. 其他

其他并发症如持续高热、中枢性呼吸困难、呃逆、二便失调、尿潴留等往往与中风的发作同时出现，应给予积极的治疗。总之，在这一阶段，一方面，必须调整人体脏腑气血阴阳，即所谓扶正；另一方面，要减少各种致病因素和条件对疾病的刺激。阻断风、火、痰、瘀的产生是中医防治中风的关键环节，也是既病防复的一种有效方法，体现了中医的"治病必求于本"的思想。

（五）中医对中风康复期的调摄

病后调摄，防其复发，防治关键在于"养"。中医对中风的管理还包括病后调摄，要采取各种措施，防止宿疾的复发。在中风早、中期，经过综合治疗后，患者得到了不同程度的康复，但是仍有 30％的复发率。不良心理的恶性刺激，可使中风再次发作的概率明显增加。疾病康复期，饮食不当也会引起疾病复发，故应忌辛辣、海产品，尤其鱼、虾、蟹之类。再者像蘑菇、香菇、桃、李子、竹笋、韭菜、菠菜、香椿、鸡蛋、鸭蛋、猪头肉、公鸡肉、鸡爪、鹅肉、羊肉、狗肉、驴肉等也在禁忌之列。出现中风复发先兆表现者，需服中药强化防治，以防止中风的发生。中医认为，疾病初愈，虽然症状消失，但此时邪气未尽，正气未复，气血未定，阴阳未平，所以在病后，通过培补正气，调理脏腑功能，使其紊乱的状态得以恢复。扶助正气，主要从气、血、阴、阳4个方面入手，使气血冲和，阴阳平衡。调理脏腑，主要是从肾、脾入手，肾为先天之本，本元充盛则阴阳平，脾为后天之本，脾胃健则气血充。此外，扶正的同时要不忘祛除余邪。

中风患者在临床康复后，仍需定期进行中医体质学检查，及时调整脏腑气血阴阳，避免接触各种可能的致病因素和条件，要运用正确的养生观指导康复后的调理，如配合饮食调养，注意劳逸得当，生活起居有规律等。否则，此时若适逢新感病邪，或饮食不慎，或过于劳累，均可助邪伤正，使正气更虚，余邪复盛，引起中风的再次发生。强化意识，做好疾病后期的善后治疗与调理，才能巩固疗效，提高生活质量。

八、中医在恶性肿瘤管理中的应用

现代医学认为恶性肿瘤是控制细胞生长增殖机制失常而引起的非传染性疾病。根据世界卫生组织国际癌症研究中心发布的《全球癌症报告 2014》：全球癌症病例在不断增加，其中近一半在亚洲，大部分在中国，最主要是由于人口基数与高污染的环境。因此恶性肿瘤的治疗成为医学界关注的热点，中医学在改善恶性肿瘤患者症状，提高生活质量，延长生存期方面发挥了重要的作用。

当今，随着社会的发展，工业化、城市化及全球化进程的加快，随之而来的生态环境恶化、社会竞争力加剧以及不良的生活方式、生物化学、遗传学等的影响，导致恶性肿瘤的发生率较以往任何时代都明显增长，我国恶性肿瘤的发病率和死亡率呈持续上升态势，且高于世界平均水平。恶性肿瘤发病机制复杂，目前公认的有体外因素和体内因素。体外因素包括物理、化学、生物学方面的致癌因素，体内因素有遗传、内分泌、免疫、精神等因素。中医学认为，癌症的发生是在内因、外因及内外因共同作用下使得人体正气受损，痰毒内聚，血瘀络损而成。目前，癌症的治疗方法众多，如手术、放射治疗、化学药物治疗、微创治疗、靶向治疗、中医药治疗等，但到目前为止，仍然没有找到可以根治癌症的方法，癌症是人类亟待攻克的难题。

（一）中医对恶性肿瘤的认识

中医认为本病属于中医学中的"肿疡""乳岩""肉瘤"等范畴。其发生与人体正气亏虚、饮食不节、情志失调、外邪入侵等多种因素有关。《内经》曰："正气存内，邪不可干。""邪之所凑，其气必虚。"人体先天不足，体质虚弱，旧病顽疾等均可使正气亏虚，导致阴阳失衡，痰瘀成结而生此病。恶性肿瘤的发生与所处地理环境、七情、饮食、人体的正气、脏腑功能等密切相关。未病先防的根本目的是增强正气，抵御各种致病因素的侵袭。同时，流行病学调查显示，不同地区的人群发生癌症的种类及概率各不相同，这可能与当地的水质土壤、饮食习惯、环境卫生、工作节律、医疗条件等有关。正如《素问·上古天真论篇》曰："上古之人，其知道者，法于阴阳，和于术数，食饮有节，起居有常，不妄作劳，故能形与神俱，而尽终其天年，度百岁乃去。"即在此阶段，通过积极养生防护，乐观健康地对待工作、生活，做到未雨绸缪，防患于未然，是可以对恶性肿瘤起到积极预防作用的。

（二）中医对恶性肿瘤的管理

"不治已病治未病"是《内经》提出的防御疾病的策略，至今仍是中医人遵循的战略思想，包括未病先防、已病防变、已变防渐。中医防治肿瘤主要包括三个阶段：第一阶段，未病先防，预防癌症的发生；第二阶段，阻断癌前病变的发展，预防癌变；第三阶段，病后调摄，预防癌症的复发和转移。中医在恶性肿瘤管理中与西医放射治疗、化学药物治疗有机结合，可以减轻痛苦、延长生存时间、改善生活质量。

1. 未病先防

恶性肿瘤的发生受内因和外因的影响。生活习惯、环境、情志和体质等都与肿瘤发生有关。因此，未病先防应从根本做起，除了加强锻炼、增强体质外，更要注意保护环境、清洁水源、注意个人卫生、饮食有节、调畅情志。生活应规律，避免过度劳累、房事过度、熬夜等。吸烟和饮酒也是导致多种癌症发生的重要因素，如长期饮酒易导致肝癌的发生，烟草中的致癌物质更易使人患上食管癌、胃癌、肺癌等，平时生活中应戒烟限酒。积极地参加体育运动也可以降低癌症的发生率和死亡率。许多癌症都与缺乏充足的体育活动有关，经常参加锻炼可以缓解情绪，减少身体的脂肪，使相关癌症的发生风险明显降低。注意保持心理平衡和乐观的心态。忧愁、伤心、愤怒、紧张、暴躁等都可导致身体免疫功能失调，若不缓解就容易诱发相关癌症。保持良好的心态在癌症的预防和治疗过程中都有着非常重要的积极作用。大多数癌症可以早期发现，患者需要掌握基本的癌症知识和防癌观念。所以，需要进行癌症的健康宣传和定期体检，这是发现肿瘤的重要途径和手段。

2. 已病早治

主要针对恶性肿瘤的早期或癌前病变时期，采取积极的治疗防护措施，防止肿瘤发展蔓延至晚期。恶性肿瘤发展快，其分期与患者的生存时间及生活质量呈负相关，即分期越晚，生存时间越短，生活质量越差。肿瘤早期，在其他脏器及淋巴结尚未发生转移的情况下，通过手术、放化疗等手段，可以直接根除病灶，遏制病情发展，延长患者生命。因此，早诊断、早发现、早治疗尤为重要。中医中药、药膳、针灸等在恶性肿瘤早期治疗中也发挥着重要作用，其既可以起到扶正固本的作用，同时又可以预防或减少手术的创伤，放射治疗、化学药物治疗引起的不良反应，从而保证手术治疗、放射治疗、化学药物治疗的成功率。治疗晚期癌症伴疼痛患者，针刺组采用以痛为腧进行治疗，结果发现针刺组疗效优于药物组，且针刺组无依赖性和成瘾性。将化学药物治疗后出现呕吐症状的病例随机分为温针灸组、针刺组、艾灸组，选取足三里穴，分别使用温针灸、针刺（手法行针）和艾灸三种不同的治疗方法，结果显示针刺组的即时止吐效应优于温针灸组和艾灸组，而温针灸组的持续止吐效应优于针刺组和艾灸组。实践表明，针刺能够减轻化学药物治疗的不良反应，从而保证化学药物治疗的有序进行。

3. 已病防变

人体是一个以五脏为中心的有机整体，脏腑之间相互联系、彼此影响，一脏有病可以累及他脏。恶性肿瘤既已发生，在积极治疗控制原发病灶的同时，以中医整体观念、辨证论治为指导思想，充分掌握疾病的传变规律，把握时机，积极治疗。同时，也要运用中医养生思想，进行多靶向防护治疗，阻止肿瘤向其他脏器转移。张仲景在《伤寒杂病论》中提到的六经传变特点、规律及养生、防护、治疗措施为肿瘤的辨证施治提供了思路。尽管患者体内肿瘤没有完全消除，但接受规范而长期的食疗药膳、针灸按摩、精神情志调养等，可以带病延年，有效阻止肿瘤转移，为进一步根治争取到时间。

4. 愈后防复

通过手术、放射治疗或化学药物治疗等治疗后，部分恶性肿瘤患者的癌细胞可以达到有效控制甚至临床治愈指标，但后期的养生防护及中医辅助治疗仍不可少。一方面是因为手术治疗、放射治疗、化学药物治疗过程直接损伤身体正气，导致体质虚弱，易致癌症复发；另一方面是未被杀灭的癌细胞也需要采用多种方法控制其成长或复发。此时，患者应根据自身情况，针对性地做到调情志、节饮食、适起居、慎劳作。运用中医治未病思想于晚期癌症患者，比单纯应用西医抗癌治疗的效果优越得多。研究气功外气对体内肿瘤转移的治疗作用，发现气功外气不但对体外培养的肿瘤细胞有杀伤作用，还具有对抗体内肿瘤转移、阻止肿瘤生长、延长荷瘤宿主存活期的作用，或辅以药膳、针灸等方法以长养正气，防止病邪侵袭而致癌症的复发。

5. 治疗原则

（1）辨病辨证。

现代医学根据肿瘤发生的部位对其进行分类，而古代医学很早就有"乳岩""噎膈""瘿瘤"等分类称呼。恶性肿瘤分属不同部位、经络、脏腑，不同时期，对药物亲和力不一，临床应依不同的部位进行选药，才能达到最佳效果，如肺癌加入鱼腥草、瓜蒌、浙贝母入肺经。中医历来讲究辨病辨证论治，并有"同病异治""异病同治"原则，恶性肿瘤由于不同爆发原因、不同发生部位所用药物不一，更好地体现了这一原则。中医学要积极吸收现代医学研究成果，与现代医学有效地结合，才能在肿瘤生物治疗中发挥更大的作用。

（2）祛邪与扶正。

肿瘤是多种因素综合作用的结果，内生五邪是关键因素。中医认为恶性肿瘤发病的根本原因在于正气亏虚，所以扶正固本是治疗恶性肿瘤的根本大法。扶正固本法应该贯穿恶性肿瘤的防治全过程，因为肿瘤发生发展的过程，始终是一个邪正交争的过程，正气弱则邪气生，因此治疗时应贯穿扶正固本大法，尤其在肿瘤晚期姑息疗法中扶正不可或缺。恶性肿瘤总体属于本虚标实，是整体属虚而局部属实的疾病，并且现代治疗主要以三级病因为主，认为恶性肿瘤治疗主要以在一级病因调节机体平衡的基础上重视二级病因控制肿瘤癌毒，通过对肿瘤三级病因的具体分析，辨证使用驱邪扶正。

6. 治疗方法

（1）扶正培本法。

扶正培本是治疗恶性肿瘤的基本原则。中医学认为恶性肿瘤属先后天匮乏，脾胃虚弱，湿热、痰瘀内生，治疗应该注重胃气。脾胃为生化之源，后天之本，胃气关系到疾病的吉凶顺逆，为人体正气的根本与核心，所以治疗恶性肿瘤当以顾胃气贯穿始终进行治疗。现代医学认为扶正培本法可以调整机体免疫状态，稳定内环境平衡，防治癌细胞的浸润与转移，改善生活质量。《医宗必读》说："胃气一败，百药难施。"针对各种类型的肿瘤，扶正培本法主要是增强机体阴阳、气血、脏腑经络的生理功能，提高机体免疫力，但是中医扶正培本法决不能与西医支持疗法混为一谈，采用扶正培本法，原则上进行辨证治疗才能达到很好的效果。

（2）活血化瘀法。

中医"癌"与"岩"相通，来源于古代医家所说"癥瘕积聚"，古代医家认为其形成与瘀血关系密切，治疗恶性肿瘤应以活血化瘀为重要原则。现代医学研究称活血化瘀药可抑制血小板凝聚，增强微循环栓塞的降解，对于抑制肿瘤细胞转移有功效。活血化瘀法贯穿肿瘤三个阶段，辨证辨病进行治疗，可在临床上取得很好的效果。

（3）清热解毒法。

癌毒是一种毒邪，中医主张用温阳化痰、活血、清热解毒法进行治疗。清除癌毒是癌症的核心问题，以毒攻毒才能去除体内的癌毒，其理论源于现代药理研究。大部分有毒中药（动物药、矿物药、植物药）及其有效成分具有较强的抗癌活性。中药学认为，以毒攻毒法是治疗恶性肿瘤的中药大法，其主要从《中华人民共和国药典（2010版）》中收录的有毒中药，从归经、化学成分、药理作用进行研究，认为有毒中药在治疗恶性肿瘤方面有很大的成效。《景岳全书》认为："凡积聚之治，如经之云者，亦既尽矣。然欲总其要，不过四法，曰攻、曰消、曰散、曰补，四者而已。"可以看出治疗肿瘤，应当以祛除肿瘤为首要的任务，说明古人在治疗恶性肿瘤时，多用以毒攻毒法。中医认为气滞血瘀、痰湿积聚、邪毒蕴结是肿瘤发病的重要机制。活血化瘀、散结通络、以毒攻毒为中医治疗恶性肿瘤的重要治法。邪毒结于体内为肿瘤根本，临床上多以攻邪与辨证治疗为主，以达到预期的效果。

（4）软坚散结法。

恶性肿瘤从痰论治。恶性肿瘤与古籍描述"积聚""癥瘕""肺积""脏毒""乳岩"相一致。从痰论治是恶性肿瘤治疗的一个重要原则，消痰贯穿癌症治疗始终。《内经》中提到的"癥瘕""积聚"，与朱丹溪《局方发挥》中的"自气成积，自积成痰"之说同义。痰为百病之源，怪病皆为痰生，与肿瘤等疑难病有重大关系。

（5）温阳法。

恶性肿瘤病因主要以阳气虚为主，而以气滞、痰凝、湿阻及血瘀为标，主张用温阳剂与化瘀剂进行治疗。肿瘤"因寒而生"易被忽视，温阳法在"温阳散结"治疗的理论基础上取得良好的疗效。当下各个医家对肿瘤有很深的认识，但是往往忽视寒邪对恶性肿瘤成因的作用。大量病例研究证实，温阳法在恶性肿瘤治疗中有一定效果。从现代医学角度研究，温阳法具有减轻癌痛，抑制与杀灭肿瘤细胞，并且抑制肿瘤的转移与侵袭，有效抑制微血管形成的作用，还可降低细胞外基质与黏附性，对恶性肿瘤有很好的治疗作用。

　　总之，恶性肿瘤的中医治法多种多样，人们从古代医籍、病因病机、现代药理等方面总结出了中医药治疗肿瘤的经验：治疗恶性肿瘤应该以辨证论治为核心，扶正祛邪为治疗原则，并结合以毒攻毒、清热解毒、活血化瘀、温阳法等综合治疗，才能达到预期疗效。

第五章　慢性病管理中的社会心理学

2018 年，我国发布的首部《健康管理蓝皮书》显示，慢性病发病人数约 3 亿，其中 65 岁以下人群慢性病负担占 50％。我国城市和农村因慢性病死亡人数占总死亡人数的比例分别高达 85.3％和 79.5％。在席卷全球的新型冠状病毒肺炎疫情期，不难发现，老年人和患有基础疾病的人群成为疫情流行中最脆弱的人群，他们易感易发、病情危重且死亡率高。这进一步凸显出了加强慢性病防控的重要性。

由于慢性病病程长，在治疗上患者及其家庭投入的精力和时间比较多，国内外均有文献报道慢性病不仅影响患者家庭的收入和支出，还会导致多数患者产生心理问题，出现心理症状，同时也会增加家庭成员的心理压力，需要家庭成员进行角色调整及适应。

慢性病的症状表现包括躯体和心理两方面，而心理方面的症状表现给患者及其家庭造成的痛苦和损害也是很大的。本章将重点介绍慢性病中的恶性肿瘤。

第一节　肿瘤社会心理学概述

肿瘤社会心理学（psycho-oncology），也称为心理社会肿瘤学，是肿瘤学、心理学、社会学相结合的学科，始于 20 世纪 70 年代中期，是一门新兴的交叉学科。美国斯隆－凯特琳癌症纪念医院的肿瘤社会心理学家 Jimmie C. Holland 医生是肿瘤社会心理学发展的先锋人物、创始人。她带领下的多学科团队提出了肿瘤社会心理学研究模型（图 5－1）。

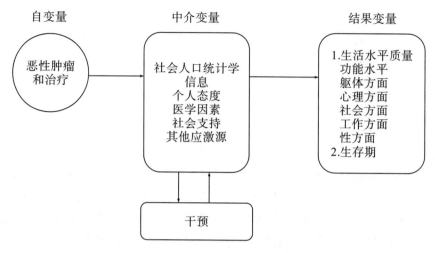

图 5-1　肿瘤社会心理学研究模型

肿瘤社会心理学主要研究肿瘤相关的心理社会行为及伦理问题，具体的内容包括患者及其家属在疾病全程任何时候对肿瘤的心理反应以及肿瘤科医护人员因工作应激而产生的心理反应和影响肿瘤进程的心理社会及行为因素。

Jimmie C. Holland 说过："我将帮助所有癌症患者及其家属应对人生最严峻的挑战——寻找内心最强大的资源，并找出每个人应对逆境的最有效的方法。""医学也不仅仅是装在瓶子里的各种药物。"进行慢性病管理的干预时可借鉴由其团队创造的肿瘤社会心理学研究模型。

第二节　恶性肿瘤患者常见的心理反应及心理问题

恶性肿瘤的诊断包括肿瘤的大小、部位、病理类型、分期，以及肿瘤的治疗、预后和患者本身的特点及家庭、社会对患者心理状况的影响。

初始诊断时患者常常会有"生存危机"感，"这个病可以治好么？""得了这个病还能活多久？"患者会经常询问医生。虽然很多患者都在努力使自己恢复常态，但还是有些人无法从这种强烈的痛苦中走出来。即使当疾病症状缓解或好转时，有些患者也会时常感到自己一直生活在这种阴影下，严重地影响日常的生活质量。另外，有些患者担心复发或真的面临复发时心理状况变得更加复杂。复发患者的躯体状况和心理健康状况比没有复发的带瘤生存的患者更差，其表现得更绝望、更沮丧，甚至出现精神问题。在治疗失败或疾病进入晚期时，何时放弃治疗？如何面对死亡？这才是最大的心理挑战。

一、病耻感

病耻感是基于持续的自我认同特征，感受到或预期到了负面的社会评价而产生的排斥、拒绝、责备和无价值感。恶性肿瘤患者的病耻感与心理健康状态受损、人际关系受限、经济方面受限、不接受治疗及护理有关。常导致患者与周围人际关系的不和，不能及时接受治疗，使治疗变得复杂，预后变差。有文献报道了喉癌长期生存者的病耻感，由于喉切除，生活愉悦感降低，抑郁症状加重。病耻感方面的研究在我国不多。

二、疾病的侵袭感

疾病的侵袭是指由疾病和治疗导致患者的生活方式、兴趣、重要的活动受到侵袭不能继续，生活显得支离破碎，它剥夺了患者所喜欢的活动带来的愉悦感和满意感，减弱了获得积极方面、消除消极方面的自我掌控能力。恶性肿瘤直接威胁患者的生命，其导致的疾病侵袭感会伤害患者的心理健康，增加抑郁、焦虑的情绪。当然也有可能是症状带来的压力导致了疾病的侵袭感。越年轻、家庭年收入越低的患者，疾病侵袭感越明显。心理、社会和环境因素都可以影响疾病侵袭感的程度，包括病耻感、自我概念、性别、年龄、文化程度等因素。

三、心理痛苦

美国国家综合癌症网络（National Comprehensive Cancer Network，NCCN）指南给出的心理痛苦定义是指有多种因素决定的一种不愉快的情绪体验（认知、行为、情感），本质上是心理、社会和精神上的变化，这种情绪体验能够明显地干扰患者应对身体症状以及治疗的能力，并对治疗效果产生负面影响。常使用心理痛苦温度计来评估，它涉及实际问题、交往问题、情感问题、身体问题，甚至包括宗教信仰等。

四、常见精神障碍

恶性肿瘤诊断检查以及治疗带来的不可避免的躯体创伤，如活检采样、有创性检查、乳房切除手术、各种改道手术、留在体外的各种引流管、显露的瘢痕等都是患者所面临的重大应激源。

（一）创伤后应激障碍

创伤后应激障碍（post-traumatic stress disorder，PTSD）指人在遭遇或对抗重大压力、应激源后，心理状态失调产生的后遗症。这些经历包括生命遭到威胁、严重物理性伤害、身体或心灵上的胁迫等，有时候称之为创伤后压力反应（post-traumatic stress reaction），以强调这个现象乃经历创伤后所产生的合理结果，而非患者心理状态原本就有问题，又译为创伤后压力症、创伤后压力综合征、创伤后精神紧张性障碍、重大打击后遗症。既往对创伤的研究主要集中于与战争、自然灾害和人为灾害相关的创伤性事件。近年来，临床心理学将危及生命的疾病视为导致创伤的应激源之一，而恶性肿瘤是一种常见的危及生命的疾病，而且发生创伤后应激障碍的恶性肿瘤患者预后更差，存活期更短。针对恶性肿瘤患者的创伤后应激障碍进行干预也逐步得到临床心理学家和社会心理学家的重视。

恶性肿瘤患者创伤后应激障碍的应激源包括恶性肿瘤的诊断，有毒副作用的治疗，外貌的变形和功能失调，身体、社会和职业功能的瓦解等。恶性肿瘤作为一种引发创伤后应激障碍的应激源，与其他应激源相比有以下两个特点：一是不可回避性，二是恶性肿瘤应激源长期存在、重复出现和复杂。针对恶性肿瘤患者的治疗也应根据不同治疗阶段和个体症状的不同而随时进行调整。

对恶性肿瘤患者创伤后应激障碍的治疗都是在恶性肿瘤治疗基础上的积极的辅助心理或药物治疗。到目前为止，关于恶性肿瘤患者创伤后应激障碍的心理治疗，很少有实验设计严格的研究论文报告某种心理治疗的有效性。但经验性的证据表明，以认知行为治疗为主的心理治疗有较好的疗效，包括焦虑管理、认知疗法和暴露疗法。

（二）适应性障碍

恶性肿瘤诊断是一个重大的负性事件和应激事件，患者不得不面对疾病给自己生活带来的巨大变化，有些患者会表现出适应性障碍（adjustment disorder）。它是在正常反应和重型精神障碍之间的一种心理状态。适应性障碍是指个体在经历明显的生活改变或环境变化后产生的一种应激相关障碍。其发病往往与生活事件的严重程度、个体心理素质、心理应对方式等有关。患者可表现为短期的情绪障碍或适应不良行为，导致社会功能损害，随着应激性生活事件的消除或个体适应能力的改善而恢复（一般不超过 6 个月）。适应性障碍是一种主观痛苦和情绪紊乱的状态，通常妨碍社会功能，一般出现在对发生明显生活改变或应激事件后的适应期，期间常常伴随着焦虑和抑郁症状。适应性障碍以不适应一个或多个心理社会层面为特征，包括工作、人际关系、日常生活等，且通常又不具有特异性。

（三）焦虑障碍

面对威胁生命的疾病——恶性肿瘤，焦虑是一种正常的反应，它通常在 2 周左右消失，若焦虑症状持续存在，则可能会发展成为焦虑障碍（anxiety disorder）。对于大多数患者来说，焦虑症状是对其疾病本身及治疗的反应。国外的研究表明，恶性肿瘤患者的焦虑障碍率远远高于健康人群，根据不同研究报告，范围在 10%～30%。焦虑障碍是一组以焦虑为主要临床表现的精神障碍，包括精神症状和躯体症状，遗传和社会心理因素对起病均有影响，预后与个体素质、临床类型有关。焦虑障碍临床上分为急性焦虑障碍（惊恐障碍）、慢性焦虑障碍（广泛性焦虑障碍）、社交焦虑障碍。

1. 惊恐障碍（panic disorder，PD）基本特征

（1）严重焦虑反复发作，不局限于任何特定的情境或某一类环境，不具有可预测性。

（2）常见突发性的心悸、胸痛、哽咽感、头晕或非真实感（人格解体、现实解体），伴濒死感或失控感，症状因人而异。

（3）心血管系统症状、消化系统症状、呼吸系统症状、神经系统症状突出。

（4）有预期焦虑和回避行为，一般历时数分钟至 20 分钟，很少超过 1 小时，发作频率和变异性较大。

2. 广泛性焦虑障碍（generalized anxiety disorder，GAD）基本特征

泛化持续的焦虑，不局限甚至不是主要见于任何特定的外部环境（"自由

浮动"性质）；占优势的症状为感到紧张（要生病或灾祸临头感），发抖，肌肉紧张，出汗，头重脚轻，心悸，头晕，上腹不适。

3. 社交焦虑障碍（social anxiety disorder，SAD）基本特征

以社交场合的恐惧和回避为核心，临床表现多样。在特殊情境或者一般性交往的场合，包括家庭内外，脸红、手抖、恶心、尿急等是继发表现之一，可成为主诉的首要问题。恶性肿瘤患者的手术瘢痕、放射治疗后皮肤灼伤、面部或肢体的残缺、体型变化、用药的变化（面部皮疹、色素沉着、毛发色素变浅、脱发）都会加重社交焦虑障碍。

治疗中须积极争取家属的参与，请精神科会诊明确诊断。中国食品药品监督管理局（Sino Food and Drugs Admistration，SFDA）批准用于治疗惊恐障碍的药物：帕罗西汀、艾司西酞普兰、氯丙咪嗪；治疗广泛性焦虑障碍的药物：文拉法辛；治疗社交焦虑障碍的药物：帕罗西汀。早期合并苯二氮䓬类控制严重焦虑、失眠。一般从小剂量开始，1~2周后加量，4~6周后采用推荐剂量，根据病情逐渐减药，原则上单一足量足疗程，用药期间监测不良反应，具体需在精神科医生指导下进行规范合理化治疗。同时可予以支持性心理治疗、催眠治疗、放松训练、意向引导等，以帮助患者更好地应对疾病，减轻恶性肿瘤及治疗引起的疼痛、恶心、呕吐、便秘等。

（四）抑郁性障碍

抑郁性障碍（depressive disorder）又称抑郁症，是一种常见的精神障碍，属于心境障碍，以显著持久的心境低落为主要临床特征，常伴随相应的认知和行为改变，严重者可出现自杀的念头和行为。抑郁是伴随负性生活事件（癌症诊断和治疗应激）的正常心理体验，但是如果人们不能良好地应对恶性肿瘤，恶性肿瘤就会明显地影响他们的生活、工作和社会功能，从而导致抑郁的临床状态或是抑郁性障碍。有研究显示，20％以上的恶性肿瘤患者在不同的病程和疗程中并发抑郁性障碍。国外研究发现，恶性肿瘤的发生、发展与社会心理因素有着不可忽视的联系。情绪反应与抑郁最为常见。抑郁至少有三种不同的含义，一是一种心境、一种感觉、一种情绪、一种情感状态，二是抑郁性障碍的一个症状，三是抑郁性障碍本身。实际上抑郁本质就是一种情绪，它不是一种诊断或者是一种疾病，或者说抑郁是一个连续谱。当抑郁情绪与兴趣乐趣丧失等其他症状共同出现时，可以说是一种心理学上的抑郁状态。

文献报道，肿瘤门诊患者的抑郁症患病率为 33％，住院的肿瘤患者为 42％，患病率的高低与受教育水平、收入、婚姻、种族无关。抑郁性障碍有三组症状，第一组是核心症状群，第二组是伴随症状群，第三组是生物症状群。

1. 核心症状群

核心症状群主要指的是心境的低落、兴趣的丧失、精力的下降。

2. 伴随症状群

（1）思维迟缓：患者感觉到反应慢，思维迟缓。

（2）三自症状：指自责、自罪、自杀的症状。

（3）三无症状：指患者感觉无望，对未来没有期望；无助，感觉没有得到帮助；无用，感觉自己一文不值。

3. 生物症状群

（1）食欲下降，也出现体重下降。

（2）性欲下降。

（3）睡眠障碍，表现为入睡难、失眠、早醒。

（4）病情的节律变化：抑郁症状，早晨起床时重，但是到了晚上会逐渐地慢慢减轻，即所谓昼重夜轻的表现。

4. 其他

一些其他的症状，包括焦虑症状、幻觉，还有一些患者同时存在妄想甚至自责、自罪、自残。当然这些精神病学症状往往与患者的心境一致，出现言语性幻听时，可能会听到说"你没用""你该死"之类的话。抑郁性障碍患者的精神病学症状持续时间通常比较短，但部分患者可以持续很长时间。部分抑郁性障碍患者有一定的自制力，知道自己有这些问题，而且能说出来，其精神病学症状绝大多数与当时的心境是一致的，很少与其心境不协调。由于精神病学症状具有现实性，很少有原发性的妄想存在。

临床上需要注意，有些自主神经功能症状，如食欲缺乏、胃肠功能紊乱、性欲下降、失眠等可能是恶性肿瘤本身或治疗引起的，而不是抑郁性障碍的症状。有些抗癌药物如干扰素、白介素 2 和类固醇激素等可能引发抑郁性障碍，需要询问患者的病史。提倡慢性病管理团队包括肿瘤科医生、精神科医生、心理学家、社会工作者等，为患者提供全方位的关怀。

五、肿瘤患者心理的 5 阶段模型

美国精神病学家伊丽莎白·库布勒·罗斯提出了关于肿瘤患者心理的五阶段模型——否认（denial）、愤怒（anger）、挣扎（bargaining）、抑郁（depression）和接受（acceptance）。

（一）否认

当患者刚刚被确诊为恶性肿瘤时，往往会不断地询问，"怎么可能?""我的身体一向很好，怎么会得癌?""我的生活习惯很好，为什么这个病会落在我的身上?""这怎么可能啊!""为什么偏偏是我?""我到底是不是这个病?""是不是弄错了?"……企图以否认的心理方式来达到心理平衡，怀疑医生的诊断错误或检查上的错误。

（二）愤怒

一旦确诊，患者会立即感到对世间的一切都是无限的愤怒和不平，有被生活遗弃、被亲人抛弃的感觉，并把这种愤怒向周围的人发泄。例如，常借各种理由表现出愤怒和嫉妒，常常与亲人、医护人员发生吵闹，事事感到不如意、不顺眼，还会认为所有人都对不起他、委屈他。这种情绪持续不定，会消耗患者战胜疾病与正常生活的精力。此时要对患者采取忍让宽容的态度，与患者进行多方面的交流，要在精神上给予支持，要更耐心、细心，更有爱心，使其能正确地对待疾病，提高家属的参与度，同时做好家属的动员工作，扭转患者悲观心理。

（三）挣扎

既怕离开又怕周围人遗弃他，想各种方法，挣扎着希望多活些时候。

（四）接受

有许多恶性肿瘤患者虽有多种矛盾心理，但最终能认识到现实是无法改变的，惧怕死亡是无用的，从而能以平静的心情面对现实，生活得更充实、更有价值，这就是升华。升华为积极的心理防范反应，患者把消极的心理转为积极的效应，以使心理通过代偿来达到平衡。患者在积极的心理状态下，不但心理平衡，而且身体状态也会随心理状态的改变朝好的方向发展。

（五）典型的五个心理阶段的对话

（1）否认："不会吧，不可能会是这样。我感觉没什么事啊。"

（2）愤怒："什么，这不公平！我无法接受！"

（3）挣扎："只要让我活到女儿毕业就可以了，求你了，再给我几年时间，我什么都愿意做。"

（4）抑郁："唉，为什么还要管这些事啊？反正我都要死了，也没什么意义了。"

（5）接受："我没问题的。既然我已经没法改变这件事了，我就好好准备吧。"

当然这些阶段不是绝然分开的，也不会直线向前，会有反复，更多的是混合交替。有些人都会经历或者依次经历，而有些人可能是经历某个阶段或在某个阶段停留时间较长。伊丽莎白·库布勒·罗斯也提出这些阶段不一定按特定顺序发生，患者也不一定会经历其中所有阶段，但是她认为患者至少会经历其中两个阶段。

第三节　肿瘤科患者常见的症状及对心理的影响

恶性肿瘤患者出现的症状常常影响其心理和生活，并会严重影响其预后。关注患者的症状不仅会增强患者的信心，有助于改善其心理、生活质量，还会对疾病预后转归产生不可预估的作用。

一、癌性疼痛

不是所有的恶性肿瘤患者都伴有疼痛，疼痛只是它的一个常见的症状。WHO 和国际疼痛学会（International Association for the Study of Pain，IASP）分别于 1979 年、1986 年对疼痛的概念进行了诠释。疼痛是一种与实际或潜在组织损伤相关联的，包括感觉、情绪、认知和社会成分的痛苦体验。疼痛常伴有内分泌、免疫、精神、心理功能的变化，而癌性疼痛是慢性疼痛的特殊形式。癌性疼痛是恶性肿瘤患者的常见症状，也是一个普遍的社会性问题。据 WHO 统计，全世界每年新发恶性肿瘤患者 1000 余万人，死亡人数为 700 万以上。其中全球每年至少有 500 万恶性肿瘤患者在遭受疼痛的折磨；接受治疗的恶性肿瘤患者 50％有不同程度疼痛；晚期恶性肿瘤患者 70％以癌性疼痛为主要症状，30％有难以忍受的剧烈疼痛。

（一）癌性疼痛的定义

由恶性肿瘤引起的或是在治疗过程中导致的疼痛，称为癌性疼痛。

（二）癌性疼痛的分类

1. 按照病理生理学特点分类

按照病理生理学特点，癌性疼痛分为伤害感受性疼痛、神经病理性疼痛和混合性疼痛。

（1）伤害感受性疼痛：包括躯体疼痛和内脏疼痛，躯体疼痛为钝痛、锐痛或者压迫性的疼痛，内脏疼痛往往表现为定位不准确的弥漫性疼痛和绞痛。

（2）神经病理性疼痛：表现为刺痛、烧灼样疼痛、放电样痛、枪击痛、酸痛、胀痛、麻木痛等。

（3）混合性疼痛：兼有伤害感受性疼痛和神经病理性疼痛。

2. 按照时间分类

按照时间，癌性疼痛可分为急性疼痛和慢性疼痛。

（1）急性疼痛：临床上一般把持续时间短于 1～3 个月的疼痛称为急性疼痛，多见于伤害性刺激后的疼痛。

（2）慢性疼痛：常常是指持续时间大于 3～6 个月的疼痛。

3. 按照与肿瘤及治疗的关系分类

根据疼痛与肿瘤及治疗的关系，WHO 将恶性肿瘤患者的癌性疼痛分为四类，分别为肿瘤侵犯所致的疼痛、抗肿瘤治疗所致的疼痛、肿瘤相关的疼痛、与肿瘤或治疗无关的疼痛。

（1）肿瘤侵犯所致的疼痛：约占癌性疼痛的 80％，癌细胞直接浸润、压迫或转移可引起严重的癌性疼痛。

（2）抗肿瘤治疗所致的疼痛：占癌性疼痛的 10%，如手术、放射治疗及化学药物治疗等引起的疼痛。

（3）肿瘤相关的疼痛：可能是由肿瘤自身分泌的某些致痛因子引起。

（4）与肿瘤或治疗无关的疼痛：即非恶性肿瘤因素所导致的疼痛，约占癌性疼痛的 8%，如糖尿病性末梢神经疼痛、骨性关节炎疼痛等。肿瘤患者长期卧床不起、压疮、便秘、肌肉痉挛等也都可以引起疼痛。

多数恶性肿瘤患者，尤其是晚期患者常合并多种类型的疼痛。已有学者提倡使用西西里·桑德斯提出的总疼痛（整体疼痛）的概念，认为总疼痛更能体现肿瘤社会心理学的理念。

（三）癌性疼痛对患者心理的影响

癌性疼痛会引发一系列的心理反应，比较常见的是焦虑、抑郁。国外研究显示，癌性疼痛患者出现的精神障碍主要包括适应性障碍和重度抑郁发作。有精神障碍的恶性肿瘤患者有 39% 报告有重度癌性疼痛，没有精神障碍的恶性肿瘤患者中只有 19% 报告重度癌性疼痛。很多患者在忍受疼痛时心情沮丧，觉得活着没有任何意义，感觉生不如死。也有些患者表示自己不怕死，但难以忍受疼痛引起的折磨，希望能平静地离开人世。

对经受癌性疼痛的患者生活质量的研究表明，疼痛对患者躯体、精神心理及社会人际关系等方面均产生不同程度的影响，从多方面影响患者的生活质量。其中疼痛程度及疼痛时间是影响患者生活质量的主要因素，轻度疼痛对患者的生活质量影响较小，而中、重度疼痛对患者的生活质量影响明显增大。另外，患者对疼痛的认知也会影响疼痛的强度。如果患者认为疼痛是疾病进展的表现，患者的日常活动和生活质量就会明显下降；而如果认为是良性肿瘤引起的疼痛，那么对患者日常活动和生活质量的影响就较小。有些患者甚至会因为疼痛产生自杀想法，出现自杀行为。癌性疼痛是导致恶性肿瘤患者自杀的重要原因之一。

（四）癌性疼痛的评估

1. 评估内容

全面疼痛评估涉及很多内容，主要包括疼痛的类型和性质；疼痛史（如起病时间、持续时间、过程等）；疼痛强度；疼痛定位，是牵涉痛还是放射痛；疼痛加重或缓解的原因；目前的疼痛处理计划；患者对目前治疗的反应；既往的镇痛治疗；重要的社会心理因素（例如，患者的精神压力、家属和其他人员的支持、精神病史、滥用镇痛药物的危险因素以及治疗不足的危险因素等）；其他与疼痛相关的问题（例如，疼痛对于患者和家属的意义、社会文化对疼痛和疼痛表达的影响、精神或宗教理念、目前的痛苦）。最后还应该针对疼痛治疗的目标和期望与患者进行讨论，包括舒适度和功能需求。全面评估疼痛后要尽快开展镇痛治疗，在镇痛治疗之前，要首先明确患者是否存在肿瘤急症，如骨转移、硬膜外转移、感染所致的疼痛，内脏器官梗阻或穿孔等肿瘤急症所致的疼痛，应先进行针对性的治疗，如手术治疗、激素治疗、放射治疗、抗生素治疗等。全面疼痛评估的最终目的是判断疼痛的病因和病理生理机制（躯体性、内脏性或神经病理性），根据临床情况和患者意愿，以及功能和生活质量最优化的目标进行个体化的疼痛治疗。

2. 常用的疼痛分级方法

常用的疼痛分级方法有数字分级评分法（numerical rating scale，NRS）、语言分级评分法（verbal rating scale，VRS）、视觉模拟评分法（visual analogue scale，VAS）、Wong-Baker 的脸谱法（图 5-2 至图 5-5）。

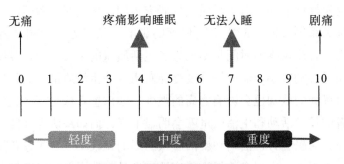

图 5-2　数字分级评分法

注：0 分为无痛，1~3 分为轻度疼痛，4~6 分为中度疼痛，7~10 分为重度疼痛。

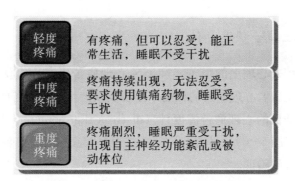

图5-3　语言分级评分法

无痛 ————————————————————————→ 剧痛

图5-4　视觉模拟评分法

注：（1）划一长线（10cm），一端代表无痛，另一端代表剧痛，让患者在线上最能反映自己疼痛程度之处画一条交叉线。

（2）由评估者根据患者画×的位置测算其疼痛程度。

无　痛　　轻微疼痛　轻度疼痛　中度疼痛　重度疼痛　剧烈疼痛

图5-5　Wong-Baker脸谱法

注：适用于儿童和精神发育迟缓的成年人。

评估时不仅要了解患者就诊时的疼痛程度，还应询问患者过去24小时中的一般疼痛程度以及最重程度。镇痛治疗过程中全面反复动态评估疼痛的程度，有助于安全用药。

（五）心理痛苦程度评估

疼痛必然带来心理上的痛苦。NCCN 心理痛苦研究小组认为心理痛苦的筛查不仅要量化患者心理痛苦的程度，还要反映产生心理痛苦的原因，他们制定了一个单一条目的心理痛苦温度计（distress thermometer，DT）来对患者进行快速筛查（图 5-6）。目前 DT 已经在很多国家得到了广泛的应用，其信度和效度已经得到验证。

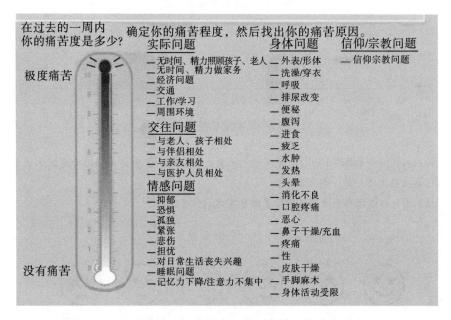

图 5-6　心理痛苦温度计

无论患者疼痛的程度如何，都需要评估患者的心理痛苦水平和目前的精神状况，是否存在焦虑障碍、抑郁性障碍等，同时需要评估患者家庭和社会支持的程度。

心理痛苦与生活质量是相互联系的。研究表明，心理痛苦程度与患者生活质量成反比。心理痛苦并非表现为单一的躯体或情感症状，它是由多种因素决定的，可以表现躯体、社会和情感等方面的状态，会给患者带来普遍的负面影响。

心理痛苦会影响患者在医疗过程中做出决定的能力及其对治疗的依从性，

还会降低患者对治疗的满意度和医患互动的有效性，甚至有报道显示可以缩短患者的生存期。当心理痛苦得到缓解时，生活质量也会提高。

（六）体格检查与相应的实验室和影像学检查

骨转移是癌性疼痛最常见的原因，因此要重视患者骨骼系统的影像学检查，这有助于医护人员明确是否存在与疼痛有关并需要特殊治疗的潜在病因。例如，对于可能出现脊髓压迫的患者，仅给予阿片类药物是不够的。如果不给予糖皮质激素和局部放射治疗，疼痛很可能无法得到良好控制，患者仍将有很高的脊髓受损风险。

（七）癌性疼痛的治疗

WHO 确立的癌性疼痛指南建议，癌性疼痛患者以对乙酰氨基酚或非甾体抗炎药（nonsteroidal anti-inflammatory drug，NSAID）作为镇痛的起始治疗。如果这些药物疗效不足，应逐步升级为诸如可待因等"弱阿片类药物"，接下来可用吗啡等"强阿片类药物"。尽管该规范一直作为优秀的教育工具，但是癌性疼痛处理远远要比"癌性疼痛三阶梯治疗"建议复杂得多。《NCCN成人癌性疼痛临床实践指南（2020 版）》（以下简称 NCCN 指南）由 NCCN 成人癌性疼痛专家组制定，在很多重要领域有独树一帜的观点，包含了以下内容。

（1）疼痛强度必须量化，因为其治疗决策的制定基于疼痛强度评估的结果。

（2）必须进行正规全面的疼痛评估。

（3）必须每隔一定时间进行疼痛强度再评估，以确保所选用的治疗达到了期望的效果。

（4）必须提供社会心理支持，并且必须向患者提供有关的教育材料。

（5）注意用药事项。

NCCN 指南指出了在治疗这些患者过程中可能面临的一系列复杂决策。提供了 NSAID、阿片类药物和辅助镇痛药的用药指南。指南对阿片类药物滴定、转换、加量、不良反应的处理，以及何时、如何开展其他癌性疼痛治疗技术/介入治疗给出了建议。

根据美国食品与药品监督管理局的规定，阿片类药物耐受患者是指服用至少以下剂量药物者：口服吗啡 60 mg/d，芬太尼透皮贴剂 25 μg/h，口服羟考酮 30 mg/d，口服氢吗啡酮 8 mg/d，口服羟吗啡酮 25 mg/d，或等效剂量其他阿片类药物，持续 1 周或更长时间。因此，不符合上述阿片类药物耐受定义的患者，阿片类药物剂量未达到上述标准并持续 1 周或更长时间的患者，仍作为未使用过阿片类药物的患者。

未使用过阿片类药物患者与肿瘤急症无关性疼痛（并非长期每天服用阿片类药物）患者，如果疼痛严重（即疼痛强度评分为 7~10 分），应该接受短效阿片类药物快速滴定，短效阿片类药物具有快速起效的优势。根据患者目前镇痛需求选择最适合的阿片类药物给药途径（口服或静脉）。阿片类药物治疗同时必须进行针对肠道不良反应的治疗和非阿片类镇痛药物治疗。这些阿片类药物常见不良反应的处理工作应该在阿片类药物治疗开始时同步进行。例如，应预先考虑到阿片类药物引起的肠道功能紊乱并预防性使用泻药以促进肠蠕动，并根据需要决定是否采用大便软化剂。

未使用过阿片类药物的患者如果就诊时疼痛评分为 4~6 分，其治疗方案的选择与疼痛强度为 7~10 分的患者十分类似。二者的主要区别为治疗开始时使用的短效阿片类药物滴定速度不同。

未使用过阿片类药物的患者如果仅为轻度疼痛（1~3 分），则应接受 NSAID 或对乙酰氨基酚治疗或考虑短效阿片类药物较慢滴定。

对于各类患者，都需要考虑对存在特殊疼痛综合征者加用辅助镇痛药治疗。辅助镇痛药用于增强阿片类药物或 NSAID 的疗效。

对所有疼痛患者，医护人员还应该提供社会心理支持并着手教育活动。社会心理支持的必要性在于确保患者在进行相关的疼痛控制遇到障碍（如担心成瘾或不良反应、无法购买阿片类药物）时或在处理其他问题需要帮助（如抑郁、功能状态迅速下降）的情况下可得到适当的帮助。患者与家属必须接受关于疼痛处理及其相关问题的教育。

尽管镇痛药物是治疗癌性疼痛的基石，但是这些药物并非总能完全控制疼痛，且存在许多不良反应，因此常常需要联合其他药物或治疗方法。最优化使用非药物干预措施可能是镇痛药物的有益补充。非药物干预措施包括物理和认知模式，介入治疗可以通过神经阻滞缓解疼痛，对不能耐受不良反应，但疼痛控制不佳的患者有一定帮助。

在开始治疗时，应尽量明确潜在的疼痛机制，并诊断是否存在疼痛综合征。最佳镇痛药的选择取决于患者疼痛强度、现行的镇痛治疗以及伴随疾病。

吗啡、氢吗啡酮、芬太尼与羟考酮是癌性疼痛患者常用的阿片类药物，应该个体化确定阿片类药物的起始剂量、给药频率，并进行滴定，以在镇痛和不良反应之间获得平衡。吗啡通常是既往未使用过阿片类药物患者的标准初始治疗药物，对于未使用过阿片类药物的患者，推荐口服硫酸吗啡的起始剂量为5~15 mg 或等效剂量，或静脉用硫酸吗啡起始剂量为 2~5 mg 或等效剂量。纯阿片类受体激动剂（如可待因、羟考酮、羟吗啡酮和芬太尼）是最常用的癌性疼痛治疗药物。首选半衰期短的阿片类受体激动剂（吗啡、氢吗啡酮、芬太尼和羟考酮），因其比半衰期长的镇痛药（美沙酮和左吗喃）更容易滴定。芬太尼透皮贴剂不能用于快速滴定，仅推荐在其他阿片类药物控制疼痛后使用。静脉芬太尼与芬太尼透皮贴剂的转换率为 1∶1。存在肾脏疾病和肝功能不全患者应避免使用吗啡。因为肾功能不全的患者容易出现吗啡-6-葡萄糖苷酸（吗啡的活性代谢物）积聚，加重不良反应。美沙酮药代动力学的个体差异很大（半衰期很长，从 8~120 小时不等），这使得其在癌症患者中的应用非常困难。由于半衰期长、效能高、药代动力学个体差异大，美沙酮的起始剂量应低于预期剂量，在滴定期间缓慢加量，且同时预备足够的短效药物以控制爆发痛，在应用之前应向有经验的专科医生咨询。

（6）不推荐癌症患者使用的药物：①混合激动-阻滞剂（如布托啡诺、喷他佐辛）；②丙氧酚和哌替啶。

对于严重疼痛，混合激动-阻滞剂疗效有限，可能使正在使用纯阿片类受体激动剂镇痛的患者出现戒断症状。慢性疼痛是丙氧酚和哌替啶的禁忌证，尤其是肾功能不全或脱水患者，因为经肾排泄的代谢物积聚于体内，会导致神经毒性或心律失常。丙氧酚是肝酶 CYP2D6 的抑制剂。由于一些数据提示CYP2D6 抑制剂可增加接受他莫昔芬治疗的乳腺癌患者的复发风险，我们认为丙氧酚也可能具有相同作用。因此，服用他莫昔芬的患者应避免使用丙氧酚。一般情况下，应避免使用丙氧酚治疗癌性疼痛，因为风险远远大于获益。

（八）癌性疼痛给药途径及治疗选择

为确保达到有效的镇痛效果，应使用创伤性最低、最简便和最安全的阿片类药物给药方式。口服给药是慢性疼痛治疗的首选途径。对于能够口服药物的患者，应首先考虑口服，除非需要快速镇痛，或患者存在口服给药的不良反应。经胃肠外持续输注、静脉给药或皮下给药，推荐用于无法吞咽或有阿片类药物肠道吸收障碍的患者。与口服或经皮给药相比，胃肠外给予阿片类药物可迅速达到有效血药浓度。快速镇痛时首选静脉给药，因为从注射到起效的滞后时间短（镇痛作用 15 分钟达峰），而口服时起效的滞后时间很长（镇痛作用

60 分钟达峰）。此外，透皮贴剂给药也是常用的无创给药途径。

目前，在临床实践中广泛使用的镇痛药给药方式为"按时""按需"和
"患者自控镇痛"。"按时"给药是为了给慢性疼痛患者提供持续的疼痛缓解。
对于接受"按时给药"的患者，还应将"解救剂量"用于后续治疗。对于无法
通过常规"按时"给药缓解的疼痛，应该给予短效阿片类药物解救治疗。阿
片类药物"按需"给药用于那些伴无痛间期的间歇性疼痛患者。"按需"方
法也用于需要快速滴定剂量的患者。"患者自控镇痛"技术可以允许患者
"一旦需要"即可自行推注阿片类药物（该装置的推注剂量按医生设定的参
数控制）。

1. 阿片类药物的不良反应

便秘、恶心和呕吐、瘙痒、谵妄、呼吸抑制、运动和认知障碍以及过度镇
静的不良反应十分常见，尤其是多药联合使用时。要对每项不良反应进行仔细
的评估和治疗。采取合适的处理措施可避免和减轻镇痛药物的不良反应。阿片
类药物治疗几乎均可导致便秘，建议采取措施预防胃肠道不良反应。但是，目
前有助于我们选择最佳预防措施的证据不多。一项研究显示，缓泻药（番泻
叶）联合大便软化剂（多库酯钠）疗效差于单用缓泻药（番泻叶）。因此，
NCCN 指南推荐刺激性泻药联合或不联合大便软化剂。

2. 阿片类药物的转换

没有任何一种阿片类药物适合所有患者。如果目前使用的阿片类药物不良
反应明显，可更换为等效剂量的其他阿片类药物，以在镇痛和不良反应之间获
得平衡。这种方法被称为阿片类药物转换。重要的是，在口服和肠外途径给药
之间转换时，必须考虑到相对效能，以免造成过量或剂量不足。NCCN 指南
已列出阿片类药物等效剂量换算（剂量比率）、滴定以及维持用药的方法实例。
未使用过阿片类药物的患者初始应用短效阿片类药物时，根据患者的需要选择
阿片类药物的给药途径（口服或静脉）。对于未使用过阿片类药物的患者，如
果疼痛评分≥4 分，或疼痛评分小于 4 分但未达到疼痛控制和功能目标，初始
剂量为 5～15 mg，硫酸吗啡口服，或 1～5 mg 硫酸吗啡静脉给药或等效药物。
每 60 分钟评估口服硫酸吗啡的疗效和不良反应，每 15 分钟评估静脉用硫酸吗
啡的疗效和不良反应，以确定后续给药剂量。如果疼痛评分未变或增加，为了
获得良好的镇痛效果，建议阿片类药物剂量增加 50%～100%。如果疼痛评分
降至 4～6 分，再重复相同剂量，口服药物 60 分钟后、静脉用药 15 分钟后再

次评估，如果 2~3 个剂量周期后再次评估发现，中重度疼痛控制不佳，则改变给药途径，由口服改为静脉给药，或考虑后续治疗策略。如果疼痛评分降至 1~3 分，最初 24 小时按照当前有效剂量按需给药，然后进入后续治疗。

3. 阿片类药物耐受患者的后续疼痛处理

根据患者连续疼痛评分确定后续治疗。适用于任何疼痛强度的所有治疗，均应与社会心理支持以及患者和家属的教育同时进行。如果此时的疼痛为重度，无改变或加重，应该重新评估现有诊断，并进行综合的疼痛评估。对于出现不良反应而无法增加当前阿片类药物剂量的患者，考虑更换阿片类药物种类，阿片类药物转换，重新评估是否增加辅助镇痛药物，以便增加阿片类药物的镇痛效果，或减轻阿片类药物的不良反应。由于癌性疼痛具有多面性，为了使疼痛获得良好的控制，对于特殊癌性疼痛综合征，可采取其他干预措施。如果为 4~6 分的中度疼痛，且目前阿片类药物剂量下疼痛控制良好，则重复相同剂量或加量。此外，与重度疼痛一致，可考虑增加辅助镇痛药物，对于特殊癌性疼痛综合征可采取其他干预措施，或咨询疼痛专家。对于轻度疼痛的阿片类药物耐受患者，如果镇痛良好，但是无法耐受或处理不良反应，应在现用剂量下减去 25%，考虑增加辅助镇痛药物。

4. 持续监护

在每次评估疼痛强度以便确定是否需要增加阿片类药物剂量的同时，还应重新正式评估患者对于舒适度和功能要求的目标。如果达到患者满意的舒适度和功能，且 24 小时内阿片类药物剂量稳定，NCCN 成人癌性疼痛专家组推荐转换为缓释口服药物（如果可行）或其他缓释剂型（如芬太尼透皮贴剂），或其他长效药物（如美沙酮）。根据患者持续疼痛评分制订后续治疗计划。如果缓释阿片类药物无法完全缓解疼痛，在维持治疗过程中允许使用同种长效药物的短效剂型作为解救治疗，建议进行后续随访。对于门诊患者，在每次就诊时进行随访；对于住院患者，可根据病情或医院规定至少每天随访一次，为患者提供书面随访计划并告知患者依从药物治疗计划、坚持门诊就诊和医生随访的重要性。如果患者的舒适度和功能需求未达到可接受水平，应进行全面的筛查和评估，考虑增加其他措施缓解疼痛。

5. 临床操作性疼痛与焦虑的处理

临床操作性疼痛是一种急性、短暂的体验，可伴有明显的焦虑情绪。目前已报道的可引起疼痛的操作有骨髓穿刺、创伤护理、腰穿、皮肤和骨髓活检、静/动脉置管和中心静脉置管和注射。现有的操作性疼痛的资料大多来源于对儿童癌症患者的研究，并进一步推广到成人患者。对操作性疼痛的处理应该考虑操作的种类、预期疼痛的程度、患者的个人情况如年龄和身体状况。治疗时可以采用多种手段，包括药物治疗和（或）非药物治疗。只要参照说明书使用，局部麻醉药对操作性疼痛的治疗效果能维持足够长时间。药物有利多卡因、丙胺卡因和丁卡因。物理方法如皮肤加温、激光或喷射注射、超声能够加速皮肤麻醉药起效。镇静治疗也可以采用，深度镇静和全身麻醉必须由专业人员实施。此外，采用非药物干预措施也有助于处理临床操作性疼痛与焦虑，增加癌性疼痛患者控制疼痛的信心，降低无助感。如果患者知道将要进行的操作，有思想准备，通常能够更好地耐受，因此提前给患者和家属提供镇痛的口头和书面指导十分重要，包括操作的具体细节和疼痛处理的策略。

6. 介入治疗

一些患者虽然接受药物治疗，但是疼痛未得到充分控制，或由于不良反应而无法耐受阿片类药物滴定治疗。还有的患者可能喜欢选择介入治疗而不是长期给药治疗。介入治疗是通过神经阻滞缓解疼痛，例如，腹腔神经丛阻滞缓解胰腺/上腹部疼痛，上腹下神经丛阻滞缓解下腹部疼痛，也可以根据患者疼痛选择肋间神经丛阻滞或外周神经阻滞。对不可耐受不良反应、疼痛控制不佳的患者和不耐受阿片类药物或疼痛未充分控制的胰腺癌患者，可选择腹腔神经丛阻滞。

患者不愿意，或存在感染、凝血异常，或生存期很短，则不适合采用介入治疗。同时，关于任何患者正在服用的可能增加出血风险的药物〔如抗凝药物（华法林、肝素），抗血小板药物（氯吡格雷、双嘧达莫）或血管生成抑制剂（贝伐珠单抗）〕，应该告知介入治疗专家。在这些情况下，开始疼痛介入治疗前，患者应停止使用这些药物一段时间，疼痛介入治疗后，经过一段时间后才能重新开始使用这些药物。如果医生技术不熟练，则不应进行介入治疗。

7. 局部输注（硬膜外、鞘内和局部神经丛）

该方法可使镇痛药物与脑内受体的结合降至最低，从而可能避免全身给药的不良反应。对于无法耐受阿片类药物全身用药导致的过度镇静、精神混乱和（或）疼痛未充分控制的患者，应考虑鞘内给药。这种方法对各种局部解剖部位（如头部和颈部、上肢和下肢、躯干）的疼痛能起到明显的改善作用。用于可精确定位的疼痛综合征（如由椎间小关节病、骶髂关节病引起的背痛；腹腔或盆腔肿瘤引起的内脏痛）的神经损毁术、经皮椎体成形术/椎体后凸成形术、神经刺激操作（用于外周神经痛）、骨病灶的射频消融已被证明可有效镇痛，尤其是那些无不可耐受不良反应而疼痛控制不佳的患者。这些技术已经在一些病例中得到验证，可以消除疼痛或显著降低疼痛水平，和（或）可能显著降低镇痛药的全身用量。

8. 其他治疗

针对特定的疼痛情况可以考虑其他治疗，例如，炎性疼痛、骨痛、神经压迫或炎症、神经病理性疼痛、肠梗阻引起的疼痛以及可能对抗肿瘤治疗有反应的疼痛。总体来说，神经病理性疼痛对阿片类药物的反应程度要低于其他病理生理原因造成的疼痛。其他治疗，包括特殊的非传统镇痛药物，通常适用于神经病理性疼痛综合征的治疗。例如，对于无法通过阿片类药物充分缓解疼痛的神经病理性疼痛患者，可以试用辅助镇痛药物。临床上，辅助镇痛药物的范围很广，包括抗惊厥药（如加巴喷丁、普瑞巴林）、抗抑郁药（如三环类抗抑郁药）、皮质激素和局部麻醉药（如局部利多卡因贴剂）。辅助镇痛药常用于辅助治疗骨痛、神经病理性疼痛、内脏痛，减少阿片类药物的全身给药量，对于阿片类药物耐药的神经病理性疼痛尤为重要。对乙酰氨基酚、NSAID 包括选择性环氧合酶（cyclooxygenase，COX）－2 抑制剂、三环类抗抑郁药、抗惊厥药、双膦酸盐类药和激素是最常使用的辅助镇痛药。NSAID 和对乙酰氨基酚处方指南指出使用 NSAID 之前应考虑到消化性溃疡病史、高龄（>60 岁）、男性、正在使用皮质激素等，以预防上消化道出血和穿孔。建议使用耐受性好的质子泵抑制剂以减轻 NSAID 诱导的胃肠道不良反应。年龄大于 60 岁、体液失衡、肾功能不全，伴随使用其他肾毒性药物，使用经肾排泄的化疗药物的患者应慎用 NSAID，以避免肾毒性。物理方式（如按摩、理疗）和认知方式（如催眠、放松）等非药物专科治疗方法与药物干预联用，可能获得卓有成效的收益。同时应特别注重社会心理支持、向患者及其家属提供宣教以及减少阿片类镇痛药的不良反应。应该在病例中记录持续的疼痛评分以确保患者的疼痛始终得到良好控制以及达到治疗目标。

另外，专科会诊有助于为棘手的癌性疼痛问题提供干预方法。将患者转诊给专业治疗人员的主要指征是：如果这些专业治疗可使疼痛缓解或者能够帮助患者改善日常活动能力。这些治疗需由专业人员提供，内容包括首先确定个体化治疗目标，然后为患者提供针对性的治疗和进行患者教育。这些专业治疗手段包括理疗、职业治疗、社会心理支持或介入治疗。

在大多数患者中，癌性疼痛可以通过合适的方法和安全的药物得到有效控制。NCCN 指南涵盖的全部疼痛治疗方法都是综合性的。它以常规疼痛评估为基础，综合了药物和非药物干预措施，并要求对患者进行持续再评估。NCCN 成人癌性疼痛临床实践指南专家组建议，如果能够系统性地运用指南、仔细监控并充分考虑患者的个体需要，那么大部分患者的癌性疼痛可以得到良好控制。

二、睡眠障碍

恶性肿瘤患者常常伴有失眠，失眠属于睡眠障碍的一种。睡眠障碍指睡眠量不正常以及睡眠中出现了异常行为的表现，也是睡眠和觉醒正常节律交替紊乱的表现。

(一) 概述

恶性肿瘤患者面临着巨大的身体和精神压力，常常出现不同程度的睡眠紊乱，睡眠障碍的患病率明显要比健康人群高。国外研究显示，恶性肿瘤患者中自发性报告的睡眠障碍患病率为 30%～50%。国内对各种类型和各阶段恶性肿瘤患者的研究显示，睡眠障碍的发生率为 26.54%。

睡眠障碍的触发因素，包括恶性肿瘤的类型和分期，也包括疼痛和治疗的不良反应，如恶心、呕吐、腹泻、尿频等。另外，某些药物如咖啡因、茶碱、抗胆碱能药、抗高血压药、皮质激素和抗肿瘤药等也可以引起睡眠障碍。一些镇静催眠药物的撤药反应会引起反跳性失眠，某些精神障碍如焦虑性障碍和抑郁性障碍也可能导致睡眠障碍。

国内研究发现，影响恶性肿瘤患者睡眠的三个主要原因是对疾病的恐惧、经济困难以及病变引起的疼痛。对家庭的牵挂、担心被家庭和朋友抛弃、治疗引起的不良反应、环境改变、失去社会地位等也是睡眠障碍的发生原因，肿瘤侵犯大脑的一些特定部位也会导致睡眠障碍。国外研究发现，疼痛是影响睡眠最强烈的因素。

（二）临床表现

睡眠障碍可以作为一种心理反应，特别是当知道患有恶性肿瘤后，患者往往会产生不同程度的愤怒、抑郁、紧张、否认、恐惧等情绪，发生食欲和睡眠障碍、体重下降等都属于正常心理压力反应。持续一段时间后，这些反应通常可以消失，但部分患者可能出现持久的焦虑、抑郁、情绪不稳等症状。恶性肿瘤患者的睡眠障碍主要表现为失眠。失眠通常是指患者对睡眠时间或质量不满足，并且其影响社会功能的一种主观体验。失眠往往导致患者白天不同程度感到未能充分休息和恢复精力，因而感到困乏、精神萎靡、注意力减退、思考困难、反应迟钝。有时失眠患者对失眠产生越来越多的恐惧和对失眠所致后果过分担心，进而陷入一种恶性循环之中，久治不愈。失眠的具体临床表现如下。

（1）明显入睡困难，睡眠潜伏期延长超过 30 分钟。

（2）睡眠维持困难，觉醒次数和觉醒持续时间增加一般大于 2 次。

（3）睡眠质量下降，睡眠浅，多梦易醒。

（4）总睡眠时间缩短，通常少于 6 小时。

（5）早醒和日间瞌睡增多。

（三）主要症状

失眠是睡眠障碍中最为常见症状，失眠至少每周发生 3 次，持续 1 个月以上，对睡眠质量的不满导致明显的苦恼或社会功能受损。根据病程，失眠分为：

（1）急性失眠，病程小于 4 周。

（2）亚急性失眠，病程大于 4 周，小于 6 个月。

（3）慢性失眠，病程大于 6 个月。

可以通过睡眠问卷、视觉类比量表和睡眠日记、睡眠多导仪等检查，了解患者实际情况，以辅助诊断。诊断时要排除其他躯体疾病，如周围神经炎、风湿性关节炎等，以及其他精神障碍所导致的继发性失眠，如焦虑性障碍以入睡困难为主，抑郁性障碍常表现为早醒。

（四）治疗

对于恶性肿瘤患者睡眠障碍的治疗，首先要针对原发病进行治疗，要遵守恶性肿瘤治疗原则，其中癌性疼痛是产生失眠的重要原因，应积极治疗患者的疼痛。对急性失眠应早期进行药物治疗；对亚急性失眠，可以早期药物治疗联合认知行为治疗；对慢性失眠患者，建议咨询相关专家。对药物治疗的时间目前常有争议，一般推荐疗程为数周。在抗肿瘤治疗的同时，应对睡眠障碍给予积极必要的处理，针对不同的病因采取不同的措施以达到缓解症状、保持正常睡眠结构、恢复社会功能和提高生活质量的目标。

1. 药物治疗

（1）非苯二氮䓬类药物：主要包括唑吡坦、佐匹克隆、扎来普隆等药物。此类药物选择性阻滞 GABA-BZDA（γ-氨基丁酸-苯二氮䓬）复合受体，故仅有催眠而无镇静、松弛肌肉和抗惊厥的作用。这一类药物由于半衰期短，可以迅速被吸收，不产生蓄积，相对后遗作用少，对白天的影响微弱，且基本不改变正常的生理睡眠结构，不易产生耐受性、依赖性，一般不产生失眠反弹或戒断综合征。不良反应与剂量及患者的个体敏感性有关，主要为头痛、口苦、思睡等。

（2）苯二氮䓬类药物：非选择性阻滞 GABA-BZDA 复合受体，具有镇静、松弛肌肉和抗惊厥的作用，通过改变睡眠结构，延长总体睡眠时间、缩短睡眠潜伏期。不良反应及并发症较明确，包括日间困倦、认知和精神运动损害，易产生失眠反弹及戒断综合征，长期大量使用会产生耐受性和依赖性。一般根据患者失眠的不同情况选用不同的药物。入睡困难患者服用见效快、作用时间短的短效药物，以避免晨醒后药物的持续效应，如三唑仑、咪达唑仑等。睡眠不深又早醒者可以服用起效缓慢、作用时间持久的长效药物，如氯硝西泮。入睡困难、睡眠不深和早醒兼有者，可以使用延长睡眠时间的中长效药物，如艾司唑仑、氟西泮等。伴有焦虑者也常常使用苯二氮䓬类药物，如阿普唑仑、氯硝西泮等。特别注意老年患者常常存在睡眠呼吸暂停综合征，使用时需慎重。癌性疼痛患者在吗啡类药物联合使用苯二氮䓬类药物时也需要谨慎，以免抑制呼吸。

（3）抗抑郁药物：对伴有抑郁情绪或疼痛的睡眠障碍患者，在抗癌的同时使用抗抑郁药物有助于镇静催眠，如米氮平、曲唑酮等。米氮平能缓解抑郁患者的睡眠障碍，曲唑酮抗抑郁作用比较弱，但催眠作用比较强，可以用于治疗睡眠障碍，也可以用于治疗催眠药物停药后的失眠反弹。

2. 非药物治疗

（1）睡眠卫生健康教育：失眠患者往往对睡眠认知有偏差，要帮助患者对失眠建立正确的认知。通过教育让患者学会控制和纠正各种影响睡眠的行为，如营造舒适的睡眠环境，维持固定的起床时间，尽量减少卧床时间，注意饮食调节，睡前进食易消化的食物，避免过于兴奋的娱乐活动，戒烟、戒酒等，以改善睡眠质量。

（2）心理治疗：首先要建立良好的医患关系，鼓励患者克服恐惧心理，为患者提供情感支持，帮助树立战胜疾病的信心，同时治疗目标要适当。

研究表明，认知行为治疗对失眠是有效的。行为治疗包括放松训练、刺激控制治疗、睡眠限制治疗。

三、疲劳

疲劳（fatigue）又称为乏力，是恶性肿瘤患者常见的症状之一。癌症相关性疲劳与健康人群感受的疲劳有明显不同。癌症相关性疲劳的特点在于起病快、程度重、能量消耗大、持续时间长、不可预知、通常不可以缓解。即使不再接受治疗的恶性肿瘤患者，也可能在停止治疗后的数月或者数年内持续有这种疲劳。调查显示，接受化学药物治疗的患者中有 80％～99％出现疲劳，在接受放射治疗的患者中，有 65％～100％出现疲劳，晚期肿瘤患者中有过度疲劳感者占 33％～89％。恶性肿瘤患者体内蛋白质、糖、脂肪代谢均有很大程度的改变，加之各种原因引起的食欲减退、恶心、呕吐，使食物摄入减少，且肿瘤的生长引起机体能量消耗过多，这些都使患者的消耗远远大于摄入。疲劳在恶性肿瘤治疗和康复中长期存在，大量消耗患者的精力，严重影响了患者的营养及功能状态。另外，一些恶性肿瘤还可能会自身分泌一些异常的物质，加重疲劳感。手术治疗、放射治疗、化学药物治疗以及生物治疗、靶向药物治疗、免疫治疗等都会引起不同程度的疲劳感。而患者的心理痛苦也会促使疲劳感加重。目前癌症相关性疲劳越来越受到人们的密切关注。

（一）定义

NCCN 指南对癌症相关性疲劳（cancer-related fatigue，CRF）的定义：

癌症相关性疲劳是一种持续的、主观的疲劳感觉，与恶性肿瘤或恶性肿瘤治疗有关，而与近期活动无关且干扰正常生活，表现为虚弱、活动无耐力、不能集中注意力、动机或兴趣减少等。它严重影响了患者的社会功能，使患者的生活质量明显下降。疲劳是让人苦恼的症状，也是康复过程中让患者感到最虚弱的症状。

（二）评估

疲劳很少是孤立出现，通常和其他症状一起以症候群的方式出现，如疼痛、情绪障碍、贫血和睡眠障碍。根据不同的肿瘤诊断、分期和治疗，可能出现多种症状，因此，应该对肿瘤患者进行筛查。

（1）疲劳是一种主观的感受，应该通过患者的自我报告和其他来源的数据进行系统评估。

（2）应根据临床实践指南对疲劳进行筛查、评估和管理。

（3）所有患者在初次就诊时都应使用适合其年龄的评估工具进行疲乏筛查，在治疗期间和治疗结束之后也应定期进行评估，有临床指征时随时评估。

（4）无论年龄组、疾病阶段、治疗前、治疗中还是治疗后，都应当对疲乏进行及时确认、评估、监测、记录和治疗。

（5）应该告知患者和家属，疲劳的管理是整个医疗护理的一个组成部分，并且疲劳可以在抗肿瘤治疗结束后持续存在。

（6）疲劳管理指南的实施应由多学科小组完成，从而根据患者的需要个性化制订干预措施，并考虑转诊给合适的专家或支持治疗机构。

（7）应开展教育和培训项目以确保医务人员具备评估和管理疲劳的知识和技能。

（8）癌症相关性疲劳应作为临床预后研究的一个独立变量和潜在的预后影响因素。

（9）对疲劳的管理质量改进应包含在机构持续质量改进项目中。

（10）NCCN制定了癌症相关性疲劳的评估和处理步骤，包括筛查、初始评估、干预、再次评估。首先判断患者是否存在疲劳，如果存在疲劳，再进行量化或半量化的评估，并记录评估结果。NCCN推荐采用单向量表筛查，对恶性肿瘤患者的疲劳进行快速的评价，量表属于自评量表（图5-7）。

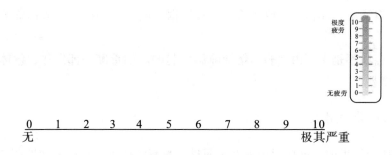

图 5-7　疲劳自评量表

注：基线评估：

（1）目前是否正感觉某种疲劳？

（2）如果有疲劳感，在最近 1 周内的平均严重程度如何？（可用简易 0～10 分级，1～3 分表示轻度，4～6 分表示中度，7～10 分表示重度）

（3）疲劳对活动能力的影响有多大？

目前自评量表评估工具至少有 18 种，自评方法大体可分为单维性和多维性，回答的格式包括 Likert 五分量表法和视觉类比计分法，常用的有癌症治疗功能评估-疲劳量表（FACT-F）、多维疲劳评估量表（MFI-20）、简明疲劳评估量表（BFI）、Piper 疲劳调查量表。

ICD-10 诊断标准如下。

1）在过去的一个月中至少存在以下症状：重度疲劳、体力减退、休息需要增多、活动能力大幅降低。至少连续两周每天或几乎每天表现出以下症状中的 6 种或 6 种以上：

①全身无力、四肢沉重；

②集中注意力困难；

③从事日常活动动机不足或兴趣减退；

④入睡困难或睡眠过多；

⑤睡醒后并未感到精力充沛；

⑥感到需要努力克服不愿活动；

⑦因疲劳感到显著的挫败感、忧伤、易怒；

⑧因疲劳很难完成每天的任务；

⑨短时记忆出现问题；

⑩体力活动结束几小时后仍感觉精疲力竭或不舒适。

2）症状具有显著的临床意义，引起强烈的心理痛苦或社会职业或其他重要社会功能的显著损害。

3）有病史、体格检查或实验室检查证据表明症状是由癌症或癌症治疗引起的。

4）症状不是主要由共病的精神障碍引起的，如重度抑郁发作、躯体形式障碍或谵妄等。

（三）处理措施

在疲劳发生前，就应对患者及家属进行教育和咨询，让患者知道癌症相关性疲劳和疾病进展没有必然的联系。如果筛查结果为没有疲劳或轻度疲劳，患者及家属应该接受疲劳及应对疲劳的常规方法教育。具体操作流程见图5-8。

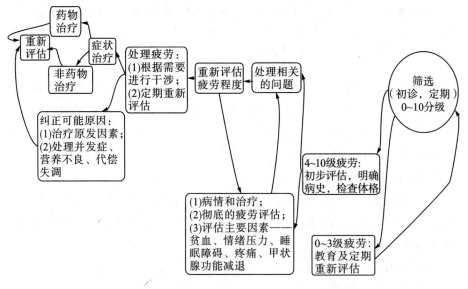

图5-8 癌症相关性疲劳评估与处理策略流程图

（四）治疗方式

一般处理措施：进行每天疲劳程度的自我监测；保存精力和分散注意力，包括运动、听音乐、阅读和参加社会活动等；利用省力工具。心理干预，如认知行为治疗以及放松干预都能够影响患者思想，促进其行为的变化。表达支持疗法（如加入支持小组、咨询、日志写作）能够促进情感表达，有助于从一个或多个人那里获得支持。明亮的白光治疗法，采用10000 lx的光照度，通常由患者在清晨自我实施，每次照射30~90分钟。对于白天睡觉的人需要调整照射时间。药物干预还在研究中，目前无特效药物，只是针对可能引起疲劳的因素进行治疗。用促红细胞生成素治疗贫血，用抗抑郁药物处理抑郁，用镇静催眠药物治疗严重失眠等。甲状腺功能低下者可用甲状腺素替代治疗，也可以试着使用激素类药物，如甲地孕酮、泼尼松、雄性激素等。在排除其他引起疲劳的原因后，可以考虑使用中枢兴奋性药物，如哌甲酯。精神兴奋剂在老年患者和恶性肿瘤患者中的最佳剂量和使用时间尚未确定。也可以寻求中医药、针灸等治疗。

第四节　肿瘤科患者家属常见的心理问题

"癌症作为一种家庭事件"势必影响到整个家庭，而患者家属作为家庭中的一员，从患者的疾病诊断到治疗的整个过程都将受到不同程度的影响。

一、概述

患者是一个家庭单元的组成部分，家庭成员之间相互影响着。当一名家庭成员被诊断为恶性肿瘤时，整个家庭都会随之改变。有人说"癌症是一个家庭问题"。家庭兼具着关心和照顾患者的双重责任，要为患者提供应对疾病的适宜环境，家庭成员需要参与到患者的情感互动中，同时还需要管理自己内心的感受。作为整体的家庭以及家庭中每个成员的角色、要求和需要都会在疾病的不同阶段发生变化。不确定感、模糊不清以及对疾病失去控制的感觉会在漫长的疾病过程中存在。在疾病进展或者晚期，因为照顾需求的增加，以及面临死亡不可逆转带来的威胁，家庭将经历更为显著的痛苦。

家庭应对恶性肿瘤的方式，在很大程度上取决于其所处的社会对严重疾病及恶性肿瘤这种特定疾病的看法。当我们要面对一个恶性肿瘤患者的家庭时，我们要知道其作为一个单元是如何具体运作的，还要了解那些决定他们将如何看待和应对特定疾病的广泛的社会和文化因素。在我国传统家庭观念的影响下，恶性肿瘤给家庭带来的变化让人体会更深，因此关注恶性肿瘤患者心理痛苦的同时，也要留意其照顾者和其他家庭成员的心理状况，只有整个家庭能很好地应对恶性肿瘤时，患者才能获得良好的支持以及治疗和康复环境。

恶性肿瘤是一个主要应激源，会给整个家庭带来一系列的需求，在获得新的能力之前，整个家庭会出现失衡或者危机。家庭中如果有一个慢性病的成员，由于要面对复杂的、长期的艰辛，家庭会不停地出现危机，因而会变得更加脆弱。家庭不得不重新考虑家庭功能这方面的问题，如凝聚力、弹性、解决问题的方式、情感表达以及行为控制，从而让家庭自身能够适应特殊的需要。一个具备灵活性和凝聚力的家庭，能够保持它作为家庭团队的结构和动力，根据疾病的情况，在必要的时候改变家庭成员的角色和家庭关系强度。家庭的适应性和凝聚力是最核心的部分。家庭适应过程常常需要家庭制订新的规则程序和优先事项。适应良好的家庭通过发展并保持家庭能力、家庭资源和应对行为来使得家庭功能均衡地发挥作用，这样才能满足恶性肿瘤带给家庭的不断变化的需求。家庭的适应性还包括有效的沟通能力。当面临恶性肿瘤时，有更多的决定要做、有更多的问题要解决，而家庭系统内部成员之间可能信息不全或者是存在相互矛盾，此时良好的沟通成了关键。家庭的有效沟通也将影响临床治疗。凝聚力是家庭成员之间的情感纽带。家庭关系极其紧密，会引起家庭成员对家庭的过度认可，而极低则会造成家庭关系松懈，表现为对其他成员很难承担义务和责任，这两种家庭状况在支持医务人员及协助患者做出决定方面都表现不佳。只有那些较为平均的凝聚力和关联程度才具备良好的家庭功能性和实用性。

患者的心理问题、认知问题、沟通问题、家庭经济问题等都可能增加照顾者的压力。照顾者工作的繁重程度，通常和患者疾病的严重程度以及生活依赖程度成正比。恶性肿瘤患者的照顾任务绝大多数由家庭成员来负担，这必然给家庭成员特别是主要照顾者的身心健康、社会功能及物质生活环境带来负面影响，再加上对恶性肿瘤患者病情和预后的担忧、长期的陪护、巨额的经济负担以及更多的义务与责任、慢性失眠、人际交往的缺乏等，可能导致主要照顾者出现心理问题。

国外研究发现，恶性肿瘤患者家属中心理问题的发生率在 20％～30％。在我国上海进行的调查研究显示，恶性肿瘤患者家属抑郁性障碍发生率为 16％，而对消化系统恶性肿瘤患者家属的心理状况进行的调查以及对晚期恶性肿瘤患者家属焦虑、抑郁水平的研究均显示，家属在焦虑、抑郁水平上明显高于国内常模。

二、照顾者常见的问题

（一）躯体问题

疲倦、睡眠障碍、腰腿疼痛不适等。

（二）情绪问题

心情沉闷、心力憔悴、情绪紧张等。

（三）社会功能问题

由于长期照顾患者，照顾者的社交范围减少，常会产生被社会遗弃感和隔离感。

（四）家庭关系问题

子女照顾失去自理能力的老年患者，可能会影响到自身家庭生活，或导致家庭矛盾，患者与家庭成员之间的关系紧张等。

（五）日常工作问题

主要表现在请假、迟到、工作效率及质量降低等。

（六）经济问题

为了照顾患者，照顾者可能会请假或不得不中断工作、离职、提前退休等，加上医药费、交通费用、伙食费的负担，整个家庭陷入经济困难之中。

（七）医疗相关问题

患者复杂的症状及表现出来的痛苦情绪，也会影响到家属的精神状况，特别是在治疗方案未确定时，常常给照顾者带来很大的压力；经常的出入院、复诊也会使家庭成员感到适应不良，并会出现不恰当的或愤怒的感觉。

（八）心理问题

在持久的巨大压力下，照顾者无法应对外界超出个人能力的过度要求时，出现生理、认知、情绪情感、行为等方面的身心耗竭状态。照顾者出现倦怠、疏离、冷漠、空虚、失去动力的反应，从而无法完成照顾工作。

（九）哀伤反应

从得知亲人确诊为恶性肿瘤开始，家庭成员就会出现哀伤情绪，直到亲人去世，哀伤反应达到峰值。一般对噩耗的接受会经历以下 5 个阶段——震惊、否认、愤怒、抑郁、接受。对失去亲人的适应，往往需要数月甚至数年的时间。

三、心理干预方法

医护人员宜积极主动地关注家属或照顾者，早期识别其不良情绪或行为；家属或照顾者也需要寻求积极的情绪疏泄，或进行个体心理治疗，参加团体心理治疗、家庭治疗等，常用的心理干预方法如下。

（一）支持性心理治疗

支持性心理治疗使用广泛，主要目标是改善来访者现实存在的困难，提供解决策略。会谈是在互动性的基础上建立积极的治疗关系，接纳来访者。治疗师可以与其共同讨论更好的方法，引导性地对来访者进行指导。支持性心理治疗通过教育、鼓励、劝告、示范和引导性指导等方法，帮助来访者达到改善自我功能和提高适应性技能的治疗目标。

（二）行为治疗

行为治疗的方法有很多，包括系统脱敏法、暴露疗法、放松训练、生物反馈治疗等，其共同特点是行为要通过后天的学习获得，不适当、不正常的行为是在不利的环境条件影响下产生的，通过发现和改变不利的环境条件，采取一定的教育、强化和训练等治疗措施和系统的学习就可以改变、矫正或治疗不良行为，达到适应环境的目的。

（三）认知疗法

认知疗法是一种结构化的、问题聚焦的心理治疗方法。该模式假设人的情感和行为受到其对世界知觉的影响，人的感觉与其如何解释和理解当前的情境有关。决定感受的思维通常由不加批判的自动思维所决定，而自动思维是源于个体对自我、他人以及对世界所形成的核心信念。自动思维是认知中最表浅的，基于自动思维和核心信念之间的属于中间信念。中间信念受到核心信念的影响，包括态度、规则和假设。在初次访谈时，治疗师会向来访者说明认知疗法的原理和方法，建立良好的治疗关系。每次会谈的基本要素，包括当前状况与之前会谈的连接、日程设置、家庭作业复习、问题讨论、布置新的家庭作业、概括和反馈，其中家庭作业会贯穿整个治疗过程。它不仅是治疗起效的关键因素，还是评估治疗效果的手段，通过家庭作业，来访者能够不断地练习和掌握在会谈中学习的方法和技术，最重要的是在日常生活中应用并成为自己的治疗师。

（四）系统式家庭治疗

系统式家庭治疗的目标并不是设法改变家庭成员，也不关注问题的解决，而是通过治疗使人们更多地了解自己以及自己的亲密关系，改善自我的分化，认识到自我对他人的敏感性，以及伴随这些敏感性所产生的情感和行为。治疗师在理论的指导下，用一种积极的探寻帮助家庭成员渡过相互批评、挑剔的阶段，正确面对自己在家庭问题中所扮演的角色。系统式家庭治疗的基础是增强区分思考和感受的能力，降低焦虑以及增加自我关注。治疗师通过提问来加强来访者的自我反思。

（五）团体心理干预

根据不同的治疗性质，团体心理干预可以分为小组学习、团体辅导、团体咨询和团体治疗；根据参与者的性质，又可分为同质性小组和非同质性小组。同质性小组有利于凝聚力的产生，会产生更强的支持效果；非同质性小组参与者可以有机会获得更多的不同角度的观点和体验。团体心理干预的目标可以是广义的个人成长与探索，也可以是具体问题的解决。团体的组成可以是开放式的，也可以是封闭式的。而团体的内容可以是结构化的，也可以是半结构化或者是非结构化的。与个体心理治疗类似，团体心理干预起效的基本条件是真诚、尊重和共情，除此之外团体心理干预的疗效因子还包括注入希望、一般性、现实验证、利他主义、情绪疏泄、知识传授、效仿行为、发展社交技巧等。在临床实践中常见的团体心理干预内容包括信息教育、应对技巧、社会和情绪支持等。

（六）正念干预

正念干预创始人卡巴金教授描述：正念是有目的的，关注当下时刻，不加评判。正念干预后来衍生出许多分支，比较流行的是正念减压训练、正念认知疗法、正念冥想和正念呼吸等。正念减压训练包括静坐冥想、身体扫描、瑜伽和非正式的正念练习。正念冥想要求参与者关注视觉和听觉上的刺激，而静坐冥想需要保持的关注范围更加开放，初学阶段需要将注意力保持在呼吸上，随着技能的熟练可以尝试让注意力游离一下，观察它去了哪里，但记得把呼吸看作一个船锚，当注意力离开了原来的地方，就要提醒自己把它带回到呼吸上。正念冥想的目标，包括增加对身体的觉知，不断地把注意力带回到下一次呼吸，通过这样的方法锻炼注意力的收放，更能注意到流过自己内心的那些声音，并有机会去注意"我和我的想法并非等同"。建议治疗时，参与者或者其他的家庭成员从 10 分钟开始练习，逐渐鼓励其尝试 20 分钟、30 分钟甚至更长的时间。正念呼吸是由"专注呼吸"的冥想演变而来，其目的是在患者处于不舒服的情景或有不舒服的感受时提供一个现成的工具，每次正念呼吸大约需要 3 分钟，这个练习分为三个部分，首先让患者感知自己的所在，即澄清当下的情绪或身体状态，然后把这些状态转移到呼吸上，最终把他们的觉知带回到身体和所处的环境中，它的作用是让患者脱离目前的自动化思维，转而将注意力集中在当下的体验上。文献回顾发现，恶性肿瘤患者的效果在于心理和躯体症状，在改善其心理痛苦或情绪障碍中也起到了作用，在对抑郁、焦虑、压力、疲劳和对恶性肿瘤复发的恐惧测试中，都获得较低的分数，且在乐观、社会支持、应对能力和生活质量方面有明显的增高。参加正念训练的恶性肿瘤患者更能积极适应，而他们的内在控制点（自我掌控感）也会增加。正念冥想可以明显地改善恶性肿瘤患者的睡眠状况，降低其心率和静息收缩压。更有趣的是，正念干预还可以改善参与者的免疫功能，并且大量的研究表明，坚持正念减压训练的恶性肿瘤患者，免疫功能能达到更健康的水平。一项 Meta 分析研究指出，正念减压训练对改善恶性肿瘤患者心理症状的效果要大于改善躯体症状。

正念干预比较有效的做法是选择一个有冥想从业经验的人，而不是一个仅有兴趣而未接受过技能训练的人。正念干预可以改善心理状态和减轻心身痛苦，同时它也给参与者提供支持并提高其应对能力。如果治疗师对正念有自己独特的理解并进行了技巧练习，正念干预一定会非常有效。正念干预时听一些资深冥想引导者的录音也会有帮助。

（七）催眠治疗

催眠治疗因其名字而走过一段弯曲的路程。直到 1957 年在美国成立临床催眠学会以及后来在罗马成立国际催眠协会，催眠才蜕变成为学术界认可的研究领域，1979 年艾瑞克森催眠基金会成立。目前对催眠没有一个统一的定义，有人说它是一种觉知焦距的状态，在催眠中的人能够接触到以往所未发现的心理和生理潜能。也有人说催眠是一种改变状态的过程，还有人说催眠是一种注意力的专注状态、放松状态、解离状态，一种心理生理现象，一种被动或许可的状态，一种唤醒过程，等等。研究显示，在进入催眠状态时，脑电图测试 θ 波，一般都会显示增加，尤其是在前扣带回皮质、额叶皮质区域。催眠时大脑相应的感觉和运动区域，甚至比在没有被催眠的情况下有更高的激活。用催眠控制疼痛时，功能磁共振检查显示被催眠者的额叶和大脑中其他系统产生互动的方式会发生改变。艾瑞克森式催眠有 8 种深层理念：①每个人都是独特的；②催眠是一个交流意念的过程；③人人拥有再生性资源；④催眠状态激发资源利用；⑤催眠状态是自然产生的；⑥转变性变化的过程矫正而不是错误校正；⑦人的独特性可以在许多层面上得到欣赏；⑧无意识是自动的，具有很强再生能力。许多的心身疾病都可以使用艾瑞克森式催眠治疗，如失眠、疼痛、紧张的情绪、疲劳和体力不足等。

（八）叙事治疗

叙事治疗是将个体、夫妻、家庭小组及相关组织等系列心理社会干预模式整合在一起的治疗方法，是一种后现代主义疗法。其关注点在于来访者带到治疗过程中的故事、观点和词汇，并要关注这些故事、观点和词汇对来访者本人、家庭、周围人产生的影响，以及所产生的被边缘化、被贬低或者不满的感觉。叙事治疗打破了很多传统的治疗模式，这种具体和直白的表达更贴近来访者的日常生活。叙事治疗关注如何通过叙述来塑造身份。外化问题、结构问题、改写对话，叙事治疗感兴趣的并不是绝对的事实和正常的、真实的、现实的内容，而是创造性潜能。

美国哥伦比亚大学的丽塔·卡伦（Rita Charon）教授创造了叙事医学这一新兴领域。疾病不只是一个生物学事件，还是一个精神事件。王一方教授指出：无言的查体，缺乏叙事，患者自己都不能理解疾苦事件的意义，必然向叙事求教，疾苦的承担者也要成为讲述者，疾病的诊疗者、干预者也要成为倾听者、共情者、分担者。我们不仅要关注疾病的生物学指标、疗效的获得，还要关注身心社灵的颠簸和颤抖，关注疾苦的历程和情节的变化。这是一个全新的临床模式与诊疗框架。叙事维度开启了质性研究与量化研究，循证与叙事分野。缘由此起，重新定义叙事医学："回应他人的痛苦，继而解除疾病带给患者的痛苦，让他们重新获得尊严，这就是叙事医学。"叙事医学是一种新思维，融合医疗技术与医学人文，通过医患共同体文化、共情、反思等，寻找新的身心灵社全人医学观，用叙事书写生命的方法。"只有听得懂他人的疾苦故事，才能开始思考如何解除他人的苦痛",这是叙事医学的信条。叙事研究的意义就是从生活故事中寻找疾苦与救疗的意义,在医学实践中重新审视医生与患者、医生与同事、医生与社会、医生与本我之间的关系,与病中的患者实现共情,同时不断地反思、优化医生的诊疗思维,实现职业自省,以这种开放的、自我省思的姿态来建构医生的精神生活。叙事医学中的伦理叙事将人性置于技术之上,跳出医患之间的契约关系(潜在的对立关系),开辟一个以主体间性为基础的关切、信任、共情关系,不是强调医患之间的分歧,而是寻找情感的纽带,去寻求融合,超越是非、真伪,发现(抵达)善恶、荣辱、高下、清浊、尊卑,赋予医学生活以道德价值。从倾听—共情—共同决策路径的开辟去讲述个人的生命故事,患者尽情倾诉,医生专注倾听,构成以患者为中心的格局,由此达到医患双方的认同、理解,由共情到共同决策。王一方教授强调要关注癌症叙事,他说:"如果说癌症是一次托付生命的壮游,是一次彻动灵魂的远行,癌症文学就是一部记录人生历险的游记,这份游记不仅值得个人珍藏,更值得每一个希望生命精彩的人细细品味、分享。"

现代医学从追求科学、崇尚技术到彰显人文、表达人性,叙事医学推动了临床医学转身。书写患者的故事,是临床的证据,更是"全人"认知,是人文的临床干预。没有任何一种治疗方法适用于所有的人,选择适宜的人群和治疗方法非常重要。

(九)恶性肿瘤心理相关哀伤辅导

哀伤是指一种悲伤和哀悼的状态。从接到恶性肿瘤诊断的那一刻开始,患者及家属就会意识到死亡的结局是不可避免的。哀伤在死亡之前就已经开始了,随着疾病的进展和治疗,对死亡在认知和情感上的接受,将是一个不断变化的过程。家属可能表现出不切实际的乐观、反抗、愤怒或对患者有过度的保护。如果整个家庭能够适应疾病进展所带来的多重丧失,他们就可能会变得更为紧密和团结,就会通过关心和照顾表达彼此的依恋,或者解决可能存在于家庭中的问题。对于功能不良的家庭而言,可能更多表现出否认、敌意、回避或者其他适应不良的行为或导致紧张和冲突。如何发现可能在哀伤过程中出现问题的个体或家庭并进行适当的干预,是恶性肿瘤心理相关哀伤辅导的关键。

医护人员可以鼓励家庭充分沟通,彼此相互告慰,表达彼此的感情并处理未完成的事情,做好道爱、道谢、道歉、道别。在患者病危时,医护人员应该通知家属,并告知相关的信息。虽然对死亡有预期,但因死亡而产生哀伤不一定会变少。一些文化或宗教和特别的仪式可用来帮助患者和家属,医护人员应尊重这些文化习俗和宗教仪式。医护人员需要进一步对患者家属进行心理支持，或提供包括丧葬事宜的指导。

临终时刻围绕在患者病床边的家属，通常会非常情绪化并对相关医疗信息非常敏感。家属对患者临终过程的记忆会保持很长时间。在患者死亡后的第1个月内，家属往往是非常痛苦的，悲伤、愤怒、绝望和焦虑等，家属会对患者表现出深深的怀念，并可能同时体验强烈的悲伤和轻松。个体对逝者的怀念可能是有序的，也可能是闯入式的图像和记忆。在行为上，个体会不断地寻找逝者，表现出社交退缩并寻求支持和帮助。处于急性哀伤阶段的个体还会出现一些躯体症状，包括睡眠困难、疲劳、不安、食欲不佳等。

80%～90%的哀伤者在家人死亡6个月后才能够接受现实，适应亲人的死亡并能够处理好与逝者之间的关系，重新回归生活并建立新的关系。在一些特殊的纪念日，患者家属会再度感受到哀伤，但强度会逐渐降低。对患者家属的哀伤辅导包括以下几个方面，首先医护人员对家属持续的关照是一种强有力的支持，在此基础上提供个体的心理治疗，包括支持性治疗，认知行为治疗、叙事治疗、团体治疗和家庭治疗等。对复杂的哀伤者可予以转诊专科治疗。

第五节　肿瘤科医护人员的压力和职业倦怠

肿瘤科医护人员是肿瘤社会心理学队伍中不可缺少的一部分，是最直接也是最准确地见证恶性肿瘤患者疾病发展轨迹的人，在恶性肿瘤患者的诊断和治疗中扮演着非常重要的角色。正因为如此，肿瘤科医护人员在工作中承担着很多的压力和痛苦，职业耗竭的概率很高。

一、肿瘤科医患沟通的主要内容

（1）告知诊断。

（2）解释预后。

（3）对于可以治愈的疾病讲解治疗方案。

（4）对于不可治愈的疾病讲解治疗方案。

（5）讨论下一步的治疗。

（6）讨论从互联网或媒体上得到的信息。

（7）讨论更换药物。

（8）告知坏消息。

（9）讨论恶性肿瘤的复发。

（10）告知虽然在治疗中，病情却一直在进展。

（11）告知患者抗肿瘤治疗无效。

（12）告知临终事宜。

（13）讲解姑息治疗。

（14）帮助患者和家属准备好应对即将到来的死亡。

（15）讨论临终患者优先考虑的治疗方法。

（16）讨论预先指示。

（17）讨论"不抢救"指示。

从肿瘤科医护人员日常沟通的内容来看，一方面肿瘤科医护人员需要学习肿瘤社会心理学，另一方面肿瘤科医护人员也是肿瘤社会心理学帮助的对象。

二、职业倦怠

职业倦怠是指在工作中长期承受慢性的人际压力而产生的一种心理症状，主要有三个维度——情感耗竭、人格解体和低自我成就感。情感耗竭是指感情消耗过度导致的情感枯竭、心理资源耗竭，当发生情感耗竭时肿瘤科医护人员会将自己的情感与工作分离开，在工作中将自己的真实情感封闭起来，以应对过重的工作负担，成为人格解体，常常表现为冷言冷语，给人消极麻木的感觉。低自我成就感和无能感是职业倦怠者自我评价的典型特点。特别是低自我成就感是引发情感耗竭和麻木的一个比较独立的因素，其产生往往是由于缺乏必要的资源，包括必要的信息工具和充足的时间。

人格解体可以被解释为一种丧失同情心或拒绝患者的态度，是一种抵抗困惑和害怕的心理防御机制。希腊学者的研究显示，那些低年资的肿瘤科医生发生人格解体的概率非常高。美国研究显示，肿瘤科护士发生人格解体的比例，要比住院医生或肿瘤专科医生低，而住院医生发生人格解体的概率要高于肿瘤专科医生，肿瘤内科医生自我报告发生人格解体的概率为 $10\%\sim15\%$。

美国对于低自我成就感的调查显示，在美国肿瘤外科医生最不容易产生低自我成就感。加拿大对妇产科肿瘤医生的调查显示，有 1/3 的人缺乏成就感。日本对肿瘤科姑息治疗医生调查发现，缺乏成就感的人大约占 50%。另有研究表明，比起肿瘤科医生，肿瘤科护士更容易缺乏成就感。

关于人口统计学因素与职业倦怠的研究发现，年轻的肿瘤医务工作者所承受的压力大于高年资医生，而他们的应对方法也相对匮乏，因此更容易产生职业倦怠。另外，有孩子或者年迈父母需要照顾的医务工作者会报告有更多的压力，而单身也是一个容易引起职业倦怠的独立危险因素。大部分研究显示，女性更容易产生精神问题和职业倦怠，但是最近英联邦对国际医疗服务人员的大样本研究中，中年男性职业倦怠的风险最高。

三、职业倦怠应对方法

目前对职业倦怠的研究，主要是关注个人与工作环境的 6 个方面是否匹配。这 6 个方面包括工作量、控制感、奖赏、人际关系、公平和价值。

工作投入和同情心的满足是个人在充满挑战的工作情景中，能够保持良好工作状态并热爱工作的两个标准。工作投入是职业倦怠的反义词，被定义为工作中一种积极热情、动机强烈的状态，以活力、献身和全神贯注为特点。工作投入与可承受的工作量、选择性和控制感，恰当的表彰和奖赏，工作中支持性的人际关系，有意义、有价值的工作成正相关。在职业倦怠和工作投入之间有一个连续谱，有三个相互关联的维度——疲惫不堪－精力充沛、愤世嫉俗－积极投入、低自我效能感－高自我效能感。疲惫不堪和愤世嫉俗是两个检验职业倦怠的重要指标，而且总是相伴出现，职业倦怠时两种表现同时出现，而工作投入时两种表现同时消失。同情心的满足指在工作中通过帮助他人而获得满足，同时也是对高自我效能感的一种描述。

提高工作满意度，发现工作的意义是应对职业倦怠的第一步。肿瘤科医护人员可以通过以下方式发展自己的事业，并提升个人和工作满意度：①确定职业目标；②优化职业规划；③认识和应对压力源，做好工作和生活的平衡，积极寻找工作的意义，努力平衡工作与家庭，提高个人满意度。其次是对改善肿瘤科工作环境的干预，主要包括沟通培训和小组干预。研究结果显示，参与培训的肿瘤科医护人员的沟通技巧、能力得到了提高，可以缓解工作中的压力，提升个人自我效能感。在改善医护人员压力和职业倦怠方面，我们任重而道远。

第六章 慢性病药学服务

第一节　药学服务概述

药物的发现是从人类尝试各种食物时遇到毒性反应后寻找解毒物开始的。世界各国的历史典籍中都先后出现过与药物使用相关的记录。近现代以来，随着社会发展与环境变化，人类面临的疾病谱发生了巨大的改变，人类对疾病的探究也越发深入。生命科学理论与现代科学技术的不断发展，使得可供临床选择的药品越来越多，人们对药物与人体间相互作用机制的研究也越发深入。与此同时，公众对于合理用药的诉求和生命质量的追求也在不断提升，药学服务理念应运而生，药学服务模式也随着社会的发展而不断改变。目前我国的药学服务模式已逐渐从以药品为中心向以患者为中心转变，以保障患者用药"安全、有效、经济"。

药学服务（pharmaceutical care，PC）是指药师应用药学专业知识向公众提供直接的、负责任的、与药物使用有关的服务，以提高药物治疗的安全性、有效性与经济性，提高公众生活质量。

一、药学服务的起源

药学服务的概念最初是由美国学者 Mikeal 于 1975 年提出的，界定为满足患者获得安全与合理用药需要的服务。1980 年 Brodie 等学者对其进行了细化：为了保证患者获得最优的安全性与有效性治疗，包括用药决策和提供患者所需药品与治疗前、治疗中、治疗后 3 个阶段必要服务的内容。1990 年，美国 Hepler 和 Strand 两位学者给出药学服务的初步概念：以达到特定治疗目标为目的，进而改善患者的生命质量而提供的一种直接的、负责的、与药物相关的服务。其内涵体现为药师利用自己的专业知识与专业技术保障患者获得满意的药物治疗结果，并在保障治疗效果与安全性的基础上努力降低患者的医疗费用。因此，药学服务是药师主动提供的、以患者为中心的、与药物治疗相关的、目标明确的服务。

美国药师协会对药学服务的定义：药学服务是以患者为中心的全方位服务，它是以推进社会用药合理性、提高人们的健康水平、降低卫生资源的消耗为目的。

二、我国药学服务的兴起与转变

药学服务的理念于 20 世纪 90 年代初传入我国。当时由于中英文表达上的差异，"pharmaceutical care"早期曾被翻译为药学关爱、药学关怀、药学保健、药师照顾等。上述翻译虽然表达上不一样，但是其内涵与实质是一致的，因此逐渐统一称为药学服务。药学服务是在临床药学基础上发展起来的医院药学工作的新模式，体现从生物医学模式向生物－心理－社会医学模式的转变。因此药学服务不仅是医院药师的职业理念，更是药学工作的具体实践。它是一个群体（药学工作者）对另一个群体（社会公众）的关怀与责任。

随着我国医疗体制改革的不断深入，我国药师的传统观念与工作模式也正在发生着显著的变化，即从以药品为中心转变为以患者为中心，从"以保障药品供应为中心"转变为"在保障药品供应的基础上，以重点加强药学专业技术服务、参与临床用药为中心"。服务模式的转变，可以让药师进一步履行自身职责，提升服务能力，促进药学服务贴近患者、贴近临床、贴近社会，最终提高药物治疗的安全性、有效性和经济性，全面改善和提高患者的生命质量。

第二节　药学服务的发展

一、公众对提高全生命周期质量的期望

随着社会发展与环境变化，人类对疾病的产生、发展、进程和结局都有了新的认识。人类的疾病谱发生了变化：心脑血管疾病、代谢性疾病、神经系统疾病、各类肿瘤等已经成为社会公众生活中的常见病与多发病。这些疾病一般病程较长，患者需长期依赖药物进行治疗。随着医药科技的迅速发展，可供临床选择的治疗药物越来越多，药物治疗也不断推陈出新。但是在实际药物治疗

过程中，药品使用复杂，药品不良反应和药源性疾病时有发生，医保及药物治疗费用不断增加，而社会医疗保险支付体系能力有限。此外，人们自我保健、自我药疗意识不断增强，对提高全生命周期质量的期望不断增加，并且迫切地希望能有药学专业人士为其提供合格的药品，同时提供与药物使用相关的全方位药学服务。公众对于药学服务的迫切需求成为药师实施药学服务的社会基础。

二、药学工作者专业素质的提升与队伍的逐渐壮大

药师作为提供药学服务的主体，其专业水平的高低决定了药学服务实施的效果。为了顺应社会发展，满足公众对药学服务的需求，许多医药院校等在传统药学学生培养的基础上，重构课程体系和实践体系，增设了临床药学专业，以满足药学服务岗位对药学技术人才培养的要求。随着药学服务准入门槛的提高，广大药学工作者通过自学、参加继续教育、外出培训等多种途径不断提高自身的专业素质和综合能力，以便能够更好地满足药学服务的岗位要求。而伴随着药学工作者深入临床参与到临床实践、科研与教学中，药学工作者的专业技能也在不断提升。目前，我国医院药学专业技术人员和药店药学专业技术人员已接近 40 万人。药学工作者专业素质的提升与队伍的壮大，为药学服务工作的开展提供了强有力的专业保障。然而，尽管我国药学工作者的人数和能力在提升，但与欧美等发达国家相比，不管是平均每百张床配备的药师数还是药学服务水平，仍然有较大的差距。

三、现代科学技术的发展与药学学科的发展

随着现代生命科学技术的发展和医药科技的进步，可供临床选择的药物和适合患者使用的药物剂型都越来越多。近几年来，在抗肿瘤领域，以分子靶向技术为代表的新型抗肿瘤药物的出现，大大提升了肿瘤患者的生存期并提高了肿瘤患者的生活质量。而随着基因学、遗传学、经济学、循证医学等学科与药学学科的不断交叉融合，已经形成了药物基因组学、药物信息学、药物经济学、循证药学等综合性学科。其中，药物基因组学促进了个体化治疗的开展，药物信息学为合理用药方案的制订提供了理论与决策支持，药物经济学的发展则为药物治疗方案的比较和选择提供了方法和手段，循证药学的发展为比较药

物间的疗效、不良反应发生等提供了重要依据。因此，现代科学技术的发展与药学学科和其他学科的交叉融合为药学服务奠定了坚实的技术与理论基础。

四、药品相关管理制度的建立

药学服务离不开药品作为支撑。药品作为一种特殊的商品，其安全性一直受到人们的重点关注。为了加强对药品有效性和安全性的管理，1951 年美国国会通过了 Durham-Humphrey 修正案，即《处方药修正案》（*Prescription Drug Amendment*），这一法案明确规定了处方药与非处方药的分类标准。对于处方药，必须凭借医生的处方才能购买，并应在医生或药师的指导下使用；对于非处方药，公众则可以自行购买和使用。实施药品分类管理的目的是加强药品的管理，保障人民用药安全有效。1985 年，我国正式实施了《中华人民共和国药品管理法》，后于 1999 年颁布了《处方药与非处方药管理办法（试行）》，此后又相继颁布了 1~6 批《国家非处方药目录》，并建立了一整套与药品相关的法规，如《中华人民共和国药品管理法》《药品经营质量管理规范》《医疗用毒性药品管理办法》等。药品分类管理制度的建立为实施药学服务提供了重要的制度保障。

第三节　国内外药学服务现状

一、国外药学服务现状

20 世纪中期以后，随着现代化学、生物学等学科的不断发展，化学制药工业迅猛发展，新药品种不断问世，新剂型也层出不穷，药物治疗过程中，不合理用药和药品不良反应时有发生，并呈现不断增加的趋势。世界卫生组织的一项调查研究表明，在全球范围内，每年约 1/3 患者的死亡与不合理用药密切相关。而在我国，不合理用药现象亦相当突出。据统计，每年至少有 160 万人由于药品不良反应而住院，约 20 万人死亡。不合理用药所致的药品不良反应已成为主要死因之一，因此，如何减少不合理用药，降低药品不良反应，做到安全合理用药已成为亟待解决的世界性公共医疗卫生问题。为解决上述问题，目前国外一些大型医疗机构，均设有药学服务中心，药师在服务中心内对临床医护人员和患者提供药学服务。下面主要介绍一下美国、日本、加拿大、英国和法国等国家的药学服务开展情况。

（一）美国

美国于1965年开始逐步建立了临床药师服务体系，提出药师与医生共同在医院为患者提供医疗服务。作为临床药学的起源地，美国是当前药学服务发展较为完善、模式较为成熟的国家之一。目前，平均每百张床配备各类药学专业人员达17.37人，药师的职能是为医生提供合理用药建议，与护士合作对患者进行关爱，最大限度地减少用药错误。美国卫生系统药师协会定期报道医院药学服务项目及开展情况，其药学服务项目较全面，具有代表性，主要项目如下：

①审查处方用药，协商选药、用药；

②参与医疗实践，与医生一起进行医疗查房，协商和研究合理用药；

③与临床实验室合作，利用检测的参数，指导个体化给药；

④为医护人员和患者提供用药咨询；

⑤参加危重患者抢救，由临床药师现场提供急救药品选择和指导用药；

⑥进行药物信息检索和应用；

⑦协助临床医生申报有关药物的临床研究课题；

⑧承担临床药学的实习教学工作。

此外，美国非常重视临床药师的作用，为患者安全用药提供保障。部分有处方权的临床药师即使有权修改处方，也会先和处方医生探讨其修改处方的目的，在与处方医生达成一致意见后再对处方进行修改，而不会擅自修改处方。

（二）日本

自1962年从美国引入药物信息服务理念后，日本的临床药学才开始发展，目前已发展出一套比较完整的药学服务体系，其服务内容除包括调剂、药品储存管理、无菌注射剂制备外，还在糖尿病、高血压或冠状动脉粥样硬化性心脏病等一些与生活饮食习惯相关慢性病的药物治疗时，负责患者用药教育。药学咨询是针对门诊患者及医护人员提供的，药师在提供药学咨询服务的基础上，需开展治疗药物监测，并设计合理剂量，以保证患者用药安全。药师为住院患者提供药学监护、药物信息支持以及用药指导等药学服务，并为社区药师提供患者的用药信息。日本医院药学服务也包括对研发中药物的临床试验进行管理。药师参与医疗团队，如感染控制团队、营养支持团队、临终关怀团队等，充分发挥药学专业技术人员的作用。日本医院药剂部门每年都要进行人员的大轮转，药师在任何岗位上都要承担或协助完成一部分临床药学工作。水平较高的药师还会负责各病区药学监护工作。

（三）加拿大

加拿大实行全民免费医疗保险服务，政府提供免费的基本医疗健康保险保障。药师与医生、护士一起组成医疗小组，共同参与到患者的治疗全过程中。其职责主要包括：
①与医疗小组的成员及患者合作，全面评估患者的病情与用药情况；
②提出并修改药物治疗方案；
③减少不必要的药品使用；
④监测和评估药物的疗效；
⑤促进有循证依据的药物的合理使用；
⑥辨别并报告药品不良反应；
⑦为重症出院患者提供全面、细致的管理服务等，以确保药物使用的经济性和合理性。

（四）澳大利亚

澳大利亚是一个医药产业较为完善的国家，公立医院实行按病种付费制，药师具有较高的社会地位及职业收入。医院药师包括在住院药房从事调剂、配置等工作的调剂药师与临床药师。现在，澳大利亚临床药师队伍已经形成规模，50％以上的药师为临床药师，与其他国家临床药师相似，其主要的工作为查房、参与治疗方案设计、药学咨询与药学监护、门诊药学服务、其他药学专科服务（肿瘤等）、无菌注射剂配制与处方点评等。

（五）英国与法国

英国从 20 世纪 70 年代开始推行药学服务，开始了药师对患者用药的监护工作。通过 50 多年的发展，药学服务在英国取得了显著的成效。目前，英国的社区医院中就有临床药师直接为患者服务。英国药师除提供药品和用药指导外，还开展健康教育活动和相关研究。此外，药师还需提供个体化健康方案和长期跟踪指导，以提高人们保持自身健康的能力。

1945 年，法国成立了药师协会，组织药师参加各类药学活动和对外交流，并对经资格认证合格的药师进行注册管理。根据法国的法律，药品的生产、流通、使用的每个环节都需要有药师参与，从而有效地保证了从医生开处方到患者使用药品这一过程的安全性。在法国，按照政府规定，每 500 张床位配备一名药师。在医院药房，药师主要职责有审核医生处方、向患者提供有关其药物治疗和依从性的咨询服务、收集患者信息、维护患者的治疗用药记录等。

总之，多数药师参与到临床治疗团队中。人员配备较充足且专业技术水平较高，加上基础设施建设完善、国家政策支持度高，为药师为患者和其他医药专业人员提供质量合格的药品和优良的药学服务提供了保障，同时也促进了药学服务的发展和药师综合能力的提升，让药师不仅仅以药品销售人员的身份，还以监督者、培训者、合作者以及健康促进者的身份参与到全面健康建设中。

二、我国药学服务现状

（一）我国药学服务开展现状

1987 年四川大学华西药学院（原华西医科大学药学院）招收第一届临床药学专业学生，标志着我国开始涉足临床药学这一领域。对比国外药学服务的情况，我国药学服务起步较晚，尚处于发展阶段，目前初步建立了药学服务内容的基本结构体系。近年来，我国也开始积极发展临床药学事业，推行临床药师制度，开展以患者为中心的药学服务。我国现阶段药学服务主要包括以下几个方面。

1. 开展药品不良反应监测

自 1985 年我国第一部《中华人民共和国药品管理法》颁布至今，药品不良反应监测工作已开展 30 余年。这 30 余年中，我国的药品不良反应报告从无到有，报告形式从纸质手工报告发展到电子在线报告，报告主体从单纯的试点医院扩展到全国的药品生产、经营企业和医疗机构，不良反应报告体系日趋成熟，监测工作取得了长足的发展。目前，国内许多大中型医院都相继成立了药品不良反应监测组织，及时发现和收集药品不良反应病例，重视对药品不良反应因果关系的分析评估，加强对药品不良反应的预防。这不仅有利于促进临床合理用药，还有利于保障患者用药安全和医疗质量。

2. 开展药物咨询服务

药物咨询服务是药学服务的重要组成部分，也是提升合理用药的有效途径。药物咨询服务起步于我国药学门诊，随着2009年医改政策落实，我国药学门诊也逐渐开始发展。我国开展药学门诊的医疗机构不再局限于大型三甲医院，而是逐步扩展到二级医院、社区中心等基层医疗卫生机构。同时，随着信息化时代的到来与人工智能技术等的应用，药物咨询服务已由线下向线上进行转移，药师可以通过手机APP、微信和其他软件等多种方式为患者提供药物咨询服务。药师开展药物咨询服务能够帮助患者安全、有效、经济地使用药物。

3. 开展治疗药物血药浓度监测

开展治疗药物血药浓度监测可以为临床药物治疗时，科学设定药物剂量提供依据，可促进临床合理用药与医疗质量的提高，达到用药安全、有效的目的。由于个体差异，同一种药物在不同患者体内的药动学过程不尽相同，进而导致即使同一药物应用于不同患者时，其给药方案也不完全一样。这需要药师运用药代动力学、药效学等相关知识，并结合患者的年龄、性别、肝肾功能、疾病、环境等因素进行综合判断，协助医生开展个体化用药。

4. 药师深入临床，直接参与患者用药

药师深入临床，与医生一起查房，参加危重患者急救，参与会诊，协助医生选用药物，做好在院和出院患者用药教育，监护临床联合用药中易出现的相互作用和配伍禁忌。对重点监护患者的用药，药师与医生一起制订药物治疗方案，监测和分析血药浓度数据等。

5. 建立患者药历

药历是药师为参与药物治疗和实施药学服务而为患者建立的用药档案。药历源于病历，但又有别于病历。药历由药师填写，作为动态、连续、客观、全程掌握用药情况的记录，内容包括监护患者在治疗过程中的用药方案、用药经过、用药指导、药学监护计划、不良反应、治疗药物监测、各种实验室检查数据、对药物治疗的建设性意见和对患者的健康教育内容等。

（二）我国药学服务目前存在的主要问题

经过 30 多年的不断探索，我国的药学服务取得了很大的进步。随着我国医疗卫生体制改革的不断深化和以患者为中心服务理念的形成，如何保护患者的用药权益，减少药品不良反应，促进合理用药，成为药学服务的重要内容。目前，我国的药学服务尚需进一步完善，急需解决以下几个关键问题。

1. 专业技术人员不足

我国药学服务人员与欧美发达国家相比，在数量上相对匮乏，且专业技术水平偏低。据 2019 年数据统计，目前药学类、中药学类等涉"药"的 15 个专业在全国共有本科专业站点 1038 个，而专门培养直接临床药学专业人才的站点仅 52 个。从专业归属来看，药学类专业是医学门类下的专业。正所谓"医药不分家"，但在药学教育实践中，往往存在形式上"不分"而实质上"分"的情况。据统计，近一半以上的药学类专业办学点没有医学教育背景，缺少医学相关师资，难以提供高质量的医学类课程。对于医学生来说至关重要的"病理学""毒理学""诊断学"及"临床药物治疗学"等课程，药学院校基本不为药学生开设。学生对药物的认识是从化合物的结构和性质、质量和工艺入手的，而不是在认识临床疾病预防和治疗需求的基础上开始的，其结果只能是见"物"，而不见"人"。从实践教学环节来看，药学生主要还是在实验室进行实验教学学习，而比较缺乏在患者床边的实践教学学习。直到近几年，随着临床药学重视程度的不断提高，相继有高等院校开设了与临床相关的五年制临床药学专业。但是，目前还没有形成规模，难以满足临床需求。

2. 药师职业不受重视

在我国，长期以来人们对于药师的印象主要局限于按医生处方进行药品调配，与药房、药店、药库联系在一起，药师的社会地位较低。而目前的药学本科教育焦点仍然围绕药品本身，如药品稳定性、制剂工艺、药品检验方法等，而对药物与机体之间的相互作用、病理生理对药物体内行为的影响等的研究则相对匮乏。虽然有的医院很早就成立了临床药学研究室，但其工作仅限于对临床治疗药物浓度进行监测，部分药师要承担或者偏重制剂、药事管理等方面的工作，临床药学工作很难真正开展。医院药学工作的模式、药师的职能没有发生根本转变。自取消公立医院药品加成后，药剂科成为医疗机构的"消耗性"科室，即非但没有盈利，还需要医疗机构投入额外的经费维持，这也造成了医疗机构药学人才的缺失。

3. 基础设施不健全

开展相关的药学服务，需要一定的检测仪器及设备，资料的收集与整理也需要办公设备及信息化支持。目前大部分医疗机构的电子信息系统不足以支持临床药师开展临床服务工作，大部分药学服务团队也没有相应的治疗药物血药浓度监测及检验的仪器设备等，硬件水平已经成为不能支撑更高层次药学服务发展的限制。

4. 法律法规有待完善

目前，医疗相关法律法规如《中华人民共和国执业医师法》《中华人民共和国药品管理法》等对医生、药师的职权范围、责任都有明确的规定，药师应在法律法规许可的范围内开展工作。随着药学服务的进一步实践与发展，现有的相关法律存在局限性，一定程度上限制了药学服务的开展，如法律上对超说明书用药的合法性尚无明确定义。

5. 医疗付费体系有待完善

有的国家实行按病种付费，医保系统按照患者所缴纳的医疗保险额度和疾病种类为患者缴纳医疗费用，医生与药师根据患者治疗费用额度制订治疗方案，总费用固定，在确保治疗效果的情况下，尽可能地选用疗效好且价格低的药品。临床药师参与到医疗服务团队中，可缩短患者住院时间，降低医疗费用，并且临床药师参与患者治疗的程度和频率越高，患者病死率越低，卫生资源浪费现象也可以得到一定缓解。我国个人医疗保险报销基本上由国家医疗保险承担大部分，个人承担小部分，对医生在诊疗过程中所开具的诊疗项目及药物治疗方案没有额度限制，这就导致了"过度医疗"现象。

此外，在我国，公众对药学服务对于自身安全合理用药的意义的认识还不够，对临床药师工作内容的重要性了解不足等，导致药学服务缺乏成长发展的土壤根基。其次，医院领导层、医生、护士、患者在医院药学服务工作的开展中存在持原有固化认识思维的情况，导致临床药师的工作难以开展。

（三）我国药学服务工作的发展策略

1. 加快专业技术人员培养

一方面从临床药学专业本科教育及对药师的继续教育和培训两方面加快培养具有临床思维的药师，使专业技术符合标准的药学人才进入社会从事药学服务工作。另一方面，让药师进入临床工作中，参与患者治疗方案的制订也是非常重要的。

2. 完善药学服务基础设施建设

对于医疗机构用于提供药学服务的基础设施建设，可以给予一定程度的补贴或优惠政策，完善基础设施建设可以确保基本处方审核及医嘱点评、血药浓度监测等药学服务工作的顺利开展。同时利用互联网技术搭建药学服务信息化平台，使得优质的药学服务资源可以从三甲医院逐级向下延伸，抑或建立区域性的药学服务平台，以服务更多的患者和社会公众，推动医疗机构药学服务的全面发展。

3. 完善相关政策配套落实

希望国家相关部门能尽快推进《中华人民共和国药师法》等相关法律法规的颁布与实施，从法律层面明确和细化药师的工作内容与职责，让药师合法合规地参与到患者治疗过程中，提升药师的药学服务水平。同时法规的建立也可以保障药师的合法权益，提升药师的社会地位。

4. 完善医疗付费系统

推行按病种付费制度及分级诊疗制度，从根本上解决目前"看病难、看病贵"的医疗问题。医疗机构增设药师服务费，在确保药学服务为医疗机构带来一定效益的同时，为患者提供最优化、最经济、适宜的药物治疗方案，体现药学服务在医疗服务中的重要作用，也体现药师提供专业技术服务的劳动价值。

5. 扩大药学服务宣传

各级医院应重视药学这一学科的发展，成立药学服务团队，积极督促临床药师到临床参与查房和指导临床合理用药。药学服务团队可以通过医院公众号、APP 等方式进行科普宣传，并不定期组织相应的公益活动，让药学服务工作深入群众中，让群众了解药师的工作内容及职责，让药学服务更加贴近社会，也让全社会树立安全用药的意识。

第四节 药学服务对象

药学服务的对象是社会公众，包括患者及其家属、临床医护人员、药品消费者和其他关心用药安全的群体，以下几类人群为药学服务的重点对象。

一、患者

药师对患者的药学服务是最直接、最主要的服务，服务内容包括：①了解患者的基础疾病、一般健康状况、过敏史、家族史、肝肾功能等情况；②告知患者药品正确的用法用量、用药过程中的注意事项、是否需要定期复查有关检查项目、用药后可能出现的不良反应及处理措施、药品的贮存条件等。其中，有些患者情况特殊，因而需要给予特别关注，包括：

①用药周期长或终身用药的慢性病患者，如糖尿病患者需长期用药将血糖控制在正常范围内；

②用药效果不佳，需重新选择药物或调整用药方案和剂量者，如单用某种降糖药物后患者的血糖控制依然不佳者；

③用药种类多或患有多种疾病者，如老年患者合并多种疾病，合并使用的药物较多；

④使用药品易出现药品不良反应的患者，如服用降糖药物后出现低血糖反应的患者；

⑤服用特殊剂型、采用特殊给药途径的患者，如慢性阻塞性肺疾病患者首次使用吸入制剂的方法；

⑥使用治疗指数低、安全范围窄的药物需做监测者，如抗凝患者使用华法林时应根据国际标准化比值（international nornalized ratio，INR）的监测结果调整药物剂量；

⑦特殊人群，主要包括特殊体质者、肝肾功能不全者、血液透析者、婴幼儿、老年人、妊娠及哺乳期女性等，如肾功能不全的患者在使用主要经肾排泄的药物（如氨基糖苷类抗生素）时，应给予特别关注。

二、患者家属

对患者家属进行用药指导，一方面可以更好地保证其协助老年人、儿童等特殊人群正确合理地使用药品，确保药物的治疗效果；另一方面也可以减轻患者家属对于用药的担忧，从而提高患者用药依从性，达到最佳治疗效果。

三、临床医护人员

临床医生在为患者制订用药方案以及护士在临床配制和注射药品时，药师应主动提供有关药品信息，包括药物的配伍禁忌、药物相互作用、注射剂溶媒的选择和药品的用量、静脉滴注速度、药代动力学/药效动力学参数、不良反应的预防和处置等方面的帮助和指导，以保障用药的安全性和有效性。因此，临床医护人员同样是药学服务的重点对象。

四、普通民众

对民众进行合理用药知识和健康宣教是药师的责任和义务之一。其内容包括：
①提供药品说明书的专业解读，提高用药依从性；
②宣教正确贮存药品的重要性，保障药品的质量；
③向公众介绍健康知识，促使人们自觉地养成正确的生活方式，消除或减轻不利于健康的因素，以提高生命质量等。
目前，向公众普及安全用药知识的途径越来越多，全民安全用药的意识也越来越强。

第五节　药学服务内容

一、调剂药学服务

调剂药学服务根据服务发生的地点可以分为医院调剂部门（药房）的调剂

药学服务和社会药店的调剂药学服务。虽然药师提供服务的地点不一样，但是其核心内容是一致的，即药师根据医生的处方或医嘱单进行药品的调配工作。调配的过程包括处方审核、药品调配、药品核对、药品发放及用药交代与指导。调剂药学服务的目的是使患者获得合格、正确的药品，并按照药品的用法用量正确地使用药品，知晓药品不良反应及注意事项等内容，最终提高患者的用药依从性，保障药物治疗的效果，同时预防或减少药品不良反应的发生。对于住院患者，目前很多医院还为患者提供了静脉药品调配服务。在该模式下医疗机构药学部门根据医生处方或用药医嘱，经药师或以上职称人员进行审核后，由经过专业培训的药学人员在洁净环境中按无菌操作的要求对静脉用药进行加药混合调配，使其成为可供临床直接静脉输注使用的成品输液。静脉药品调配，既可以保证药品调配的质量和静脉用药安全，还能减少药品浪费，降低医疗成本，优化资源的合理应用，最终提高患者用药的安全性、有效性和经济性。因此，正确的调剂药学服务是患者获得药物治疗的基础保证。

二、临床药学服务

临床药学服务主要是由医院的临床药师提供。临床药师通过参与到临床医疗团队中，和临床医生一起查房，抑或针对某一患者疾病情况进行临床讨论，制订个体化、规范化、连续性的药物治疗方案，参与到患者药物治疗的全过程中。目前临床药师的作用越来越受到医院、临床科室和医护人员的重视。临床药学服务主要包括药物治疗方案设计、用药过程监测、用药后疗效评估、药学查房与会诊、患者用药宣教、处方与医嘱点评等。除了与临床科室合作，临床药师还能参与到医保控费、医院药物品种目录遴选等工作中，起到节约医疗费用、促进临床合理用药的作用。

三、个体化用药药学服务

个体化用药药学服务主要是基于患者就诊时的情况，为其制订个体化的药物治疗方案。其主要内容包括治疗药物监测、药物基因组学测定等。对于药物治疗而言，血药浓度只有在合理的范围内才能产生符合治疗要求的效果，而这种效果不仅受到药物自身理化性质的影响，也与人体自身的情况相关，尤其是一些窄治疗指数的药物，不同血药浓度对治疗效果产生的影响是完全不同的。

治疗药物监测是根据患者用药后的血药浓度监测结果，结合该药品的药代动力学与药效动力学参数、患者的基础疾病、肝肾功能等情况进行给药方案的设计与调整。而药物基因组学则是基因功能学与分子药理学的有机结合，以药物效应及安全性为目标，研究各种基因突变与药效及安全性的关系，为患者提供精准的个体化用药药学服务奠定基础。

四、特殊人群用药药学服务

药学服务中的特殊人群主要是指老年人、儿童、妊娠和哺乳期女性、理解能力受限的患者、肝肾功能等受损的患者、重症患者及从事特殊职业的患者。这些患者往往在生理、病理和心理等方面与普通患者不同，用药后对药物的反应也常常有别于普通患者，药代动力学与药效动力学方面可能呈现出更为明显的个体差异。例如，老年患者因身体功能逐渐衰退，药物在体内的代谢过程及药效发挥均会受到影响，再加上老年患者容易同时多种疾病共存、病情进展迅速，其药品选择和联合用药等问题尤其受到关注。因此在进行特殊人群的药学服务时，应充分掌握对象的特殊性，针对用药时易出现问题的环节，通过及时、准确的药学服务，提高用药依从性，保证治疗效果，减少不良反应，促进合理用药，使特殊人群真正得到安全、有效、经济的药物治疗。针对特殊人群的药学服务反过来也有助于提高医疗质量、节约医疗费用、减轻人们就医负担，在改善患者生活质量上具有重要的意义。

五、突发公共卫生事件下的药学服务

突发公共卫生事件（public health emergencies）是指突然发生，造成或者可能造成社会公众健康严重损害的重大传染病疫情、群体性不明原因疾病、重大食物中毒和职业中毒以及其他严重影响公众健康的突发事件，具有突发性、群体性、危害严重性、复杂性及处理综合性的特点。因此，面对突发公共卫生事件时，需要不同领域的专业人士运用专业知识协同配合，从事件的监测到预防和减缓，再到救助和恢复，每个行动都需要不同的技能。药师既是医疗服务的执行者和保障者，也是药品供应的执行者。药师可以运用所学的专业知识与相关技能参与到临床救治工作中，在防治药品的供应保障及调剂、药品质量控制、药品储备管理、用药方案的拟订、用药安全监控等过程中，提供优质的药学服务。同时，在患者和临床医生之间起到保障安全用药的桥梁作用，确保患者或大众在面对突发公共卫生事件时，能及时获得所需的药物并保证药物治疗效果。

六、常见慢性病药学服务

常见的慢性病包括高血压、糖尿病、哮喘、癫痫、慢性肾病、帕金森病、骨质疏松、病毒性肝炎等。患有这些疾病的患者往往需要长期甚至终身服药，因此，慢性病患者需要进行慢性病管理。而药师作为慢性病管理团队中的重要一员，可以通过为患者提供药物咨询、用药指导、用药方案调整、定期随访等药学服务来提高慢性病患者的用药依从性，提高药物疗效，减少药品不良反应的发生，最终提升慢性病患者的生活质量。同时，服务过程中也能体现和提升药师的价值，尤其是在降低因不合理用药所致的医疗费用上，可以使有限的医疗资源产生最大的效益。由此可见，药师为慢性病患者提供药学服务具有经济和社会双重效益。

七、药学信息服务

药学信息服务（pharmaceutical information service，PIS）又称药物信息服务（drug information service，DIS），是指药学专业人员利用工具书、数据库或搜索引擎等工具，对期刊、图书、药品说明书、数字化信息资源中包含的药品信息进行收集、整理、评价，并向医护人员、药学人员、患者及普通民众等广大人群提供及时、准确、全面的药物相关信息，以期促进合理用药、改善药物治疗效果、提高药事管理水平和医疗质量的药学服务活动。其主要的内容包括：①国内外药物治疗方面的研究进展和治疗经验总结等信息，为临床合理用药提供指导；②某疾病药物治疗进展或新药研究进展、疗效、不良反应及新药、老药的对比，为医院遴选药品和药品目录的更新等提供技术支持；③运用循证药学的思维和方法对药物的疗效及不良反应等进行综合性评估并及时反馈；④通过药物利用研究和评价方法，为政府制定调整医疗卫生政策、安排药品生产计划、监测药物滥用等提供技术支持，保证相关决策的科学性。

第六节 药学服务人员基本素质要求

道德（morality）与法律（law）是社会中调整人们行为和社会关系的规范。道德是在社会发展进程中，人们对于是非善恶的内心评价标准，存在于主观领域，是依靠人们的内心信念、传统习惯和社会舆论来发挥作用的行为规范。法律是由国家制定或认可，受国家强制力保证执行的行为规则的总称，对人们的行为制约具有强制性。因此道德是人们心中的法律，法律是成文的道德，两者相辅相成，共同促进社会的良性发展。

一、职业道德与药学服务道德

（一）职业道德

职业道德（professional ethics）是社会道德在职业生活中的体现，是人们在职业过程中应遵循的行为规范和准则的总和。职业道德由职业理想、职业态度、职业技能、职业纪律、职业责任、职业良心、职业荣誉、职业作风八个要素组成。职业道德既是本行业人员在职业活动中的行为规范，又是行业对社会所负的道德责任和义务。职业道德作为从业人员道德生活的特定领域，具有职业性、连续性、实践性和多样性的特征。其中多样性体现为不同的职业有不同的职业道德标准。

（二）药学服务道德

药学服务道德是指药师在依法开展药学服务活动时必须遵循的道德标准，是调整药师与患者等服务对象之间关系、药师与社会之间关系和药师同仁之间关系的行为规范和准则的总和，是一般社会道德在药学服务领域中的具体体现。高尚的药学服务道德要求药学服务人员既要掌握扎实的药学知识与技能，又要有良好的人文精神，以及对社会、公众、患者健康高度的责任感，以适应新形势下社会公众对药学服务的要求。

药学服务人员应当具有对社会公众健康高度的责任感和献身精神，在药学服务工作中，要认真、仔细，对待患者，应做到关心患者，热忱服务，一视同仁，平等对待；服务过程中，应语言亲切，态度和蔼，尊重人格，保护隐私。2005 年中国药师周大会确立了我国药师的宗旨、誓言和职业道德。药师的宗旨是"关爱人民健康，药师在您身边"。药师的誓言是"实事求是，忠实于科学；全心全意服务于社会；忠于职守，献身于药学；尽职尽责，承诺于人民"。药师的职业道德是"以人为本，一视同仁；尊重病人，保护权益；廉洁自律，诚实守信；崇尚科学，开拓创新"。

（三）药学服务的道德原则、准则和规范

1. 药学服务的道德原则

药学服务的道德原则是药师在药学服务领域实践活动中应遵循的基本指导原则，它调整着药学服务领域各种人际关系，统率药学服务道德的一切规范和范畴，贯穿于药学服务道德发展过程的始终，是评价与衡量药学服务领域所有人员的个人行为和思想品质的道德标准。药学服务道德的原则可概括表述为：保证药品质量，保障患者用药安全，维护患者用药的合法权益，实行社会主义人道主义，全心全意为人民身心健康服务。

2. 药学服务的道德准则

2006 年 10 月 18 日，中国执业药师协会（现为"中国药师协会"）发布了《中国执业药师道德准则》，2009 年 6 月又对其进行了修订。该准则包含了五条职业道德准则，适用于中国境内的执业药师，包括依法履行执业药师职责的其他药学技术人员。其具体内容为：救死扶伤，不辱使命；尊重患者，平等相待；依法执业，质量第一；进德修业，珍视声誉；尊重同仁，密切协作。

3. 药学服务的道德规范

药学服务的道德规范是指药学工作人员在依法开展药学服务活动时，必须遵守的道德规则和标准，用以指导药师的言行、协调各领域的不同人际关系，是社会对药学工作人员的基本要求的概括，是药学服务道德基本原则的具体表现、展开和补充。药学服务的道德规范除具有道德的一般特点外，还具有以下特点：

①针对性，药学服务的道德规范是针对药学专业技术人员中存在的不良道德现象所提出的具体的职业道德要求。

②理想性，每个药学专业技术人员的生活经历和受教育程度不同，道德认

识水平也有差异。药学服务的道德规范既含有基本的道德要求，又包含有较高的理想的道德要求，如"为药学事业献身"。

③现实性，药学服务的道德规范是在药学实践的基础上提出的，因此，药学工作人员通过努力是完全可以实现的。

药学服务的道德规范主要分为以下几个部分：

①药师对服务对象的道德规范，主要内容为"仁爱救人，文明服务；严谨治学，理明术精；济世为怀，清廉正派"。

②药师对社会的道德规范，主要内容为"坚持公益原则，维护人类健康；宣传药学知识，承担保健职责"。

③药师对同仁间的道德规范，主要内容为"谦虚谨慎，团结协作；勇于探索创新，献身医药事业"。

二、相关知识

（一）药学专业知识

药学学科的发展直接关系到人民生命健康和国民经济发展。作为一门以化学、生物学和医学为理论指导，集研发、生产、使用和管理的综合学科，完善实践环节是提高药学专业人才培养质量的重要保障，是培养高水平创新型人才的重要手段和途径。

药学学科的任务包括：①研究、发现和生产药物及其制剂；②阐明药物的作用及机制；③制定药品质量标准；④控制药品质量；⑤合理使用药物；⑥监督和管理药品等。

药学学科发展至今已形成了一个较为完备的科学知识体系，虽然不同亚专业的课程偏重点不相同，但是基础课程都包含药物化学、药物分析学、药理学、药剂学、生药学、微生物与生化药学、临床药学、药事管理等药学专业学科。

（二）医学相关知识

随着社会发展，药师已经逐渐向"懂医精药"的复合型人才发展，这就要求药师不仅要懂"药"，还应具备一定的医学常识，了解疾病的基本情况。这样才能够配合医生进行临床合理用药，开展药学服务工作。医学相关知识课程包括"生物统计学""解剖学""生理学""免疫学""医学微生物""病理生理学"等课程。除此之外，药师还应适当增加人文学科知识，如进行社会医学、药学伦理学、医用写作、临床沟通技巧等科目的学习。

（三）药事管理与法规

药事管理与法规是药学专业学生的一门必修课程，其主要目的是帮助学生学习药事管理的基本内容和方法，并且熟悉我国与药物相关的法律、法规等，通过学习，使学生具备执行药物管理的能力。该门课程属于应用型课程，因此在学生的培养上，应以理论与实践相结合的方式来进行。

（四）药物经济学

药物经济学（pharmacoeconomics，PE）是将经济学的相关知识应用在药品实践中，研究如何以有限的药物资源，实现最大限度的健康效果改善的科学。其追求以尽可能少的药物资源耗费，获得尽可能好和尽可能多的有益的干预结果，进而促进药物资源得到优化配置和充分的利用，以实现健康状况的最大限度改善，从而为医药卫生决策提供具有参考意义的依据。

药物经济学研究内容主要包括：

①研究药物资源利用的经济效果，对药物资源的利用程度进行评价；

②研究提高药物资源利用程度与利用效率的途径与方法，从深层次上提高药物资源的配置和利用效率；

③研究医药和经济的相互关系，探讨医药与经济相互促进、协调发展的途径。

药物经济学的研究对象包括一切对药物资源的配置和利用有经济性要求的组织和个人，例如，政府管理或决策部门（药品审评部门、药品价格制定部门、药品报销目录的制定及医疗保障基金管理部门、基本药物的遴选部门等）、医疗服务提供者（医疗机构或医生）、承办医疗保险业务的保险公司、医药企业、患者等。

药物经济学的研究评价能够为政府部门、组织机构和个人等与医药相关者提供决策和选择的科学依据，从而促进药物资源的优化配置和高效利用。从较为宏观的层面来看，为医药行业药物研究开发和医疗卫生决策提供依据，最终有助于改善和提高人群整体健康水平、促进医药经济与国民经济协调发展。

三、综合技能

（一）处方调剂技能

处方调剂（prescription dispensing）是指医院药剂科或社会药房取得药学专业技术资格的调剂工作人员，按医生处方进行正确调配和发药的过程。处方调剂工作是药学服务的重要内容之一，也是医院或社会药房直接面对患者的重要工作之一。其服务水平及质量直接关系到患者的用药安全，同时也影响患者对医院或药房的信任度。因此药师应根据医生处方，准确、及时地调配和分发药品，严格按照处方调配操作流程，尽可能避免处方差错，进而保障患者的权益与用药安全，同时也为患者与医护人员之间搭起沟通的桥梁。处方调配是传统药学服务的主要形式，也是药学服务不可或缺的一部分。如何保证调配药品质量和调配正确性是医院药房始终关注的核心问题。处方调剂的基本步骤见图6－1。

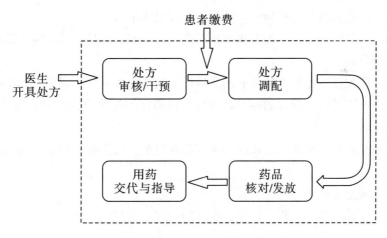

图 6－1　处方调剂的基本步骤

1. 处方审核技能

《医疗机构处方审核规范》中明确提出药师是处方审核工作的第一责任人。处方审核是处方调剂中最重要的环节，是药学专业技术人员运用专业知识与实践技能，根据相关法律法规、规章制度与技术规范等，对医生在诊疗活动中为患者开具的处方，进行合法性、规范性和适宜性审核，并做出是否同意调配发药决定的药学技术服务。审核的处方包括纸质处方、电子处方和医疗机构病区用药医嘱单。处方审核的实质是基于循证方法的用药决策，发现、解决、预防临床药物治疗问题，帮助患者做出最佳用药决策。

2. 处方调配

处方经药师审核后方可调配，对处方所列药品不得擅自更改或者代用。调配的处方经过核对后方可发药；处方审核，调配，核对人员应当在处方上签字或者盖章，并按照有关规定保存处方；销售近效期药品应当向顾客告知有效期。如根据患者个体化用药的需要做特殊调配，药师应当在药房洁净区间进行特殊剂型或剂量的临时调配，如稀释液体、研碎药片并分包、分装胶囊、制备临时合剂、调配软膏剂等，完成后应做好记录工作。

药师调剂处方时应做到"四查十对"：查处方，对科别、姓名、年龄；查药品，对药名、剂型、规格、数量；查配伍禁忌，对药品性状、用法用量；查用药合理性，对临床诊断。具体步骤包括：

（1）仔细阅读处方，按照药品顺序逐一调配。

（2）对麻醉药品等特殊管理药品分别登记账卡。

（3）药品配齐后，与处方逐条核对药名、剂型、规格、数量和用法，准确规范地书写标签。

（4）调配好一张处方的所有药品后再调配下一张处方，以免发生差错。

（5）对需要特殊保存的药品，加贴醒目的标签提示患者注意，如"置2～8℃保存"。

（6）有条件的单位，可以在每种药品外包装上分别贴上用法、用量、储存条件等标签。

（7）调配或核对后签名或盖章。

（8）注意法律、法规、医保、管理制度等有关规定的执行。

3. 药品核对/发放

具有药师及以上专业技术职务任职资格的人员负责处方审核、评估、核对，发药以及安全用药指导；药士从事处方调配工作。药品发放是药品从医院药房到患者手中的最后步骤，是拦截用药差错的关键环节，需严格执行。其具体内容如下：

（1）明确发药药师的核对职责，对应核对项目进行核对，强调应对患者信息、药品信息、处方信息、用药指导材料的正确性和合理性等进行核对。

（2）强调对于高风险药品（如高警示药品）、易出现调配错误的药品（如形似、音似药品，一品多规或多剂型药品）进行重点关注。

（3）对于药品发放过程中发现的问题，规范处理措施，强调应及时通知相关人员纠正并记录，以便汇总分析并持续改进。

（4）对服务过程进行规范，强调药品发放完成后，发药药师应提醒患者发药完毕，并在处方上标记，以便溯源。

4. 用药交代与指导

药学专业技术人员在向患者交付药品时，应按照药品说明书或者处方用法进行用药交代与指导，包括每种药品的用法、用量、注意事项等。门诊用药交代与指导是处方调剂过程中指导患者合理用药的关键一环，也是药师与患者沟通的重要环节。在医患关系日益紧张的今天，药师在发药时运用专业知识，采取有效的指导，详细交代药品的用法、用量及相关注意事项，可提高患者的依从性，使患者获得及时有效的治疗，避免和减少不良反应。良好的用药交代与指导可以提升患者对药师的信任，提高患者对医院的满意度，体现药师的工作价值。

（二）用药咨询与用药教育技能

1. 用药咨询

用药咨询是指药师利用药学专业知识和工具向患者、患者家属、医务人员以及公众提供药物信息，宣传合理用药知识，交流与用药相关问题的过程。从事用药咨询的药师应具有主管药师及以上专业技术职务任职资格。

用药咨询药师应掌握以下技能：

（1）常用药品的名称、规格、用法用量、适应证、禁忌证、药理作用、药物－药物及药物－食物相互作用、主要不良反应及注意事项。

（2）药品不良反应识别、评价和上报流程。

（3）特殊剂型药品的使用等技能。

（4）常用医药工具书、数据库和软件等的信息检索方法。

2. 用药教育

用药教育是指药师对患者进行合理用药指导，为患者普及合理用药知识，目的是增强患者用药知识，预防药品不良反应的发生，提高患者用药依从性，并降低用药错误的发生率。

从事用药教育工作的药师应具有药师及以上专业技术职务任职资格。开展用药教育工作的药师需掌握以下技能：

（1）熟练掌握常用药品的用法用量、注意事项、常见的药品不良反应、药物相互作用、药代动力学、用药期间需监测的指标和监测频率、储藏和运输注意事项等。

（2）熟练掌握常用医药工具书、数据库、软件、医药专业网站的检索方法。

（3）具备亲和力、共情力，通过倾听、观察患者非语言信息等技巧了解患者的具体需求。

（4）善于引导患者，使用开放式询问，避免暗示性提问。

（三）药品安全管理技能

药品产业链长，包括研发、生产、流通和使用等多个环节，每个环节都存在着可能危害消费者的风险。药品安全管理最核心的要求就是将事前预防、事中控制、事后处置有机结合起来，坚持预防为先，发挥多元主体作用，落实好各方责任，形成全链条管理，切实把药品安全风险管控起来。

（四）继续教育技能

随着社会的不断发展，新药不断涌现、新的药物治疗方法层出不穷，为了不断提高药师依法执业能力、业务水平和科研能力，维护公众身体健康，保障公众用药安全、有效、经济，药学工作人员可以通过各种方式参与继续教育，如参加各类线下集中式培训或通过互联网参与线上培训。通过继续教育，药学工作者可提升自我服务水平和能力，更好地为患者提供高质量的药学服务。

第七章　**现代药学服务**

第一节　循证药学与药物治疗

一、循证药学

1992 年，麦克马斯特大学 Gordon Guyatt 教授等成立的循证医学工作组在 *JAMA* 杂志发表了 *Evidence-Based Medicine：a new approach to teaching the practice of medicine*，标志着循证医学（evidence-based medicine，EBM）的诞生。1996 年，David Sackett 教授将循证医学定义为"慎重、准确和明智地应用所获得的最佳证据来确定患者的治疗措施"。2014 年，Guyatt 教授将 EBM 的定义进一步完善为：临床实践需结合临床医生个人经验、患者意愿和来自系统化评价和合成的研究证据。在过去的 30 年里，循证医学理念已深入医药卫生各个领域，并在解决各领域实际问题的过程中产生了循证药学、循证护理学、循证口腔医学等分支学科。

关于循证药学的定义，有狭义与广义之分。狭义的循证药学，也被称为"循证临床药学"，是一种临床药学的循证实践过程，指药师在药学实践过程中，慎重、准确和明智地应用当前最佳证据，与临床技能和经验相结合，参考患者意愿，做出符合患者需求的药学服务过程。它涉及患者药物治疗的各个环节，包括药物调剂、制剂及临床药学等工作。从这个意义讲，循证临床药学和经典循证医学一样，以患者为服务对象；实践主体是直接为患者提供药学服务的专业人员；实践领域是围绕患者用药的全部活动；实践的方法是借鉴和采用循证医学理念，在临床药学的实践中逐渐形成循证药学的方法和证据。而广义的循证药学则是运用循证医学的方法学解决药学领域的实践问题。实践主体包括所有药学专业技术人员和从事药学相关工作的人员；实践对象是药物的研发、生产、配送、储存、使用、管理、药学教育等全过程；实践方法仍然是借鉴循证医学的方法和理念，在药学实践过程中逐渐形成循证药学的方法。因而，广义循证药学实践活动和研究范畴涉及药物研发、生产、配送、储存、使用、管理及药学教育等过程中的问题、干预、效果和持续改进。

二、循证药学在药物治疗中的应用

（一）循证药学与医药卫生决策

循证药学通过寻求高质量的证据作为支撑，比较评估各治疗方案药品的安全性、有效性和经济性，比较同类药物中最优的药物剂型、给药途径、治疗疗程，不同干预措施下的成效评估等，为按说明书用药与相关指南的制定提供有效的证据支持，也为最优医药卫生决策的制定提供重要参考依据。

（二）循证药学与合理用药

运用循证药学的方法不仅可以干预不合理用药，判定药物的不良反应，为合理用药提供依据，同时，还可以分析不同药物对于同一疾病的疗效是否存在差异、多种药物联用后的疗效与单一用药是否存在差异等。应用循证药学的评价方法进行临床用药评价研究，可以为临床提供最新的、准确的药物使用信息，提高临床合理用药水平。

药物治疗管理是药学工作的重要部分，将循证药学的思想和方法引入临床药学实践过程中，形成循证实践和临床药学实践的完美结合，有助于药物治疗管理工作的高效进行。通过运用循证药学，药师可将搜集获得的最佳证据与临床实践相结合，运用于药物治疗管理全过程，建立一套遵循循证药学原则、临床疗效与综合分析相结合、以促进临床合理用药为目标的规范化体系，较好地弥补临床实践的不足。循证药学参与临床合理用药实践的步骤可以分为确定用药问题、查找证据、评价证据、应用证据和效果评价。

1. 确定用药问题

从药物的安全、有效和经济三原则出发，对临床实际用药情况进行综合分析，查找不合理用药现象，确定需要实施的干预措施。在寻找临床不合理用药样本的过程中，按照 PICOS 循证模式，结合患者实际病情和特殊治疗的需求，提出相应的用药问题并制订相应的干预措施。

2. 查找证据

根据已确定的用药问题和即将实施的干预措施，有目的、有针对性地搜集相关文献和资料，包括系统性检索近年来的原始研究论文、专家共识和经检验评价过的相关文献等，并从中筛选出最贴近患者实际病情和用药干预措施的文献资料。若用药方案不明确，还需结合患者实际病情，依照相关文献资料制订出一套合理的给药方案。

3. 评价证据

合理用药研究证据按照强弱可依次分为 Meta 分析结果、样本量足够的随机对照试验结果、有对照组做对比但未采取随机分组的实验结果、未设置对照组对比的实验结果和个案报告及临床事例等类型的描述性研究证据五个等级。一旦规定的药物方案或干预措施应用于患者的实际治疗过程，就可以对其中一个问题进行全面和系统的评估。最终按照证据评价标准，筛选出最有效、最合理的用药依据供临床使用，并结合统计学方法对结果进行解释和说明。

4. 应用证据

根据患者实际用药情况，将经过系统分析和综合评价后的证据应用于患者，将具有严谨说服力的循证证据提供给医护人员，并向患者进行解释，阐明观点，得到其认可与配合。充分发挥药师在药物治疗管理中的积极作用是循证药学应用于临床药学实践的最终目的。

5. 效果评价

应注重从临床有效性、安全性、药物经济学、适宜性等方面做出客观、科学的评价。对所干预治疗的病历或用药问题进行随访跟踪，并仔细记录全过程，对用药干预治疗前后的效果进行比较，总结经验教训。

（三）循证药学与药物临床研究和评价

在大多数国家，新药临床试验（clinical trials）分为四期，即Ⅰ、Ⅱ、Ⅲ、Ⅳ期临床试验，并且每期临床试验均有基本的准则和技术要求。但是由于受试人群的有限性，药品的很多不良反应甚至其他药物的治疗作用需要大量的人群使用后才能体现出来。循证药学利用系统评价的方法，结合现有的资料，综合不同样本量的随机对照试验，可以得出高效客观的统计结果。因此循证药学对药物临床研究与评价有重要的参考作用。

第二节　精准医学与精准药学

一、精准医学

精准医学是以个体化医疗为基础，随着基因组测序技术快速发展，以及生物信息与大数据学科的交叉应用而发展起来的新型医学概念与医疗模式。其本质是通过基因组学、蛋白组学等组学技术和医学前沿技术，对大样本人群与特定疾病类型进行生物标志物的分析与鉴定、验证与应用，从而精确寻找到疾病的原因和治疗的靶点，并对一种疾病不同状态和过程进行精确分类，最终实现对疾病和特定患者进行个体化精准治疗的目的，提高疾病预防与诊治的效益。

精准医学是多学科交叉的全新医疗领域，临床药师不仅要了解传统医学中的基本问题，还要了解各种新技术的诊断意义，了解生物靶标对应的疾病进程，熟悉不同药物应对的疾病分型，熟悉多维数据库的使用，等等。因此在该模式下临床药师的培养和培训实践显得尤为重要，这也为现在的高校临床药学学科教育提出了新要求。精准医学是医疗发展的大趋势，它将改变传统的预防治疗模式，优化医疗效率。

二、精准药学

精准药学作为精准医学在药学领域的拓展，是近年来医学领域备受关注的焦点和热点，其核心思想是依据个体化基因特征、疾病状况、生理情况等，运用药物基因组学、代谢学、蛋白组学等技术进行靶向治疗及个体化用药。精准药学可通过现代化理论技术对特定患者、特定疾病进行准确诊断，在合适的时间给予合适的药物、使用合理剂量以实现临床个体化药物治疗。精准药学是精准医学的重要组成部分，它为患者提供更具针对性和有效性的个体化治疗措施，从更精准的角度促进合理用药。

（一）精准药学的核心要素

精准药学的核心要素为精确、准时、共享、个体化。在药物的使用上，要求未来药学向个体化精准药物治疗发展。

（二）临床用药精细化

精准医学带给临床药学最大的挑战莫过于在精准医学模式下，疾病的分类将进一步细化，传统意义上的某一种疾病可能会根据基因分型的不同，细化为多种亚型，而相应的治疗药物品种也会爆炸式增长。考虑到患者对相应药物的效应差异，最终的临床用药方案将远比现在复杂，相应的临床监测也会更加精细化。

（三）患者个人信息库的建立与管理

患者健康信息记录的建立和使用是精准医学带给临床药学的第二个挑战。包含患者的临床诊断治疗的个人信息直接关系到患者的最终治疗方案和最终疗效。因此，建立基于大数据管理的健康信息系统，对于临床诊断与药物治疗具有重要意义。由于精准医学对数据搜集分析的高要求，未来我国医疗信息化、智能化的进程需要加快才能跟上精准医学的步伐。建立全国性的医疗信息平台，才能保证数据信息的集中搜集、处理和分享，从而推动医疗进步。另外，由于精准医学会产生大量患者数据信息，因此信息共享多少、保密多少都会引起争议，在这种情况下，政府在全民隐私保护和监管机制方面需要提前规划部署。

第三节　治疗药物监测与药物治疗管理

一、治疗药物监测

治疗药物监测（therapeutic drug monitoring，TDM）是一门研究个体化药物治疗机制、技术、方法和临床标准，并将研究结果转化应用于临床治疗以达到最大化合理用药的药学临床学科。通过测定患者体内的药物暴露、药理标志物或药效指标，利用定量药理模型，以药物治疗窗为基准，制订适合患者的个体化给药方案，其核心是个体化药物治疗。治疗药物监测的工作内容包括药物及其代谢物、药理标志物分析、定量计算、临床干预等。在临床实践中，治疗药物监测结果解读是指解读人员结合患者个体情况（包括人口学数据、生理病理特征、临床特殊诊疗操作、用药情况、依从性、遗传学信息、生活及饮食习惯等），分析与解读检测结果，进行定量计算，为临床干预提供建议，最终实现临床个体化用药。

临床开展治疗药物监测能够优化药物治疗方案，提高药物疗效，降低不良反应，同时可以通过合理用药最大化节省药物治疗费用。因此，治疗药物监测是保证临床用药安全、有效、经济的重要途径，以治疗药物监测为导向开展临床药学实践是非常重要和必要的。

（一）药物剂量与疗效因人而异

人体对药物的反应存在着较大的个体差异，在使用教科书或药品说明书推荐的平均剂量后，并非所有的患者都能得到有效的治疗。其对有些患者无效，而对另一些患者则可能导致毒性反应。显然，不同的患者对剂量的需求是不同的。例如，氢氯噻嗪、利血平、胍乙啶等抗高血压药的每天剂量在不同患者中相差 4~50 倍。不同年龄患者体内药物浓度差异较大，未成年人器官与组织尚处于发育阶段，药物在其体内的吸收、分布、代谢和排泄与成年人及老年人有着很大的区别，如地高辛。地高辛在人体内代谢差异大的原因包括：①老年人的心肌组织退化，Na^+-K^+-ATP 酶活性降低，对地高辛的敏感性增强，使血药浓度增加。②老年人骨骼肌减少，与地高辛的结合相对减少，使外周血药浓度增高。③老年人肾血流量减少，肾小球滤过率降低，肾排泄功能降低。地高辛为经肾排泄的药物，故老年人使用地高辛的清除率降低，血药浓度升高，易在体内蓄积而中毒。④在婴儿及儿童体内，血药浓度相对于老年人偏低，原因可能是婴儿及儿童对地高辛的敏感性比成年人低，且地高辛片剂口服给药主要是在小肠被动转运吸收，而婴儿及儿童的胃肠功能发育尚未完善，故对药物吸收的程度有明显的个体差异。这就提示临床用药时，应结合生理因素的改变，调整地高辛的给药时间和用量。

（二）血药浓度与疗效密切相关

血药浓度与药物效应的关系对于大多数药物及其制剂都是适用的。药物进入体内后，血药浓度与药物作用靶位的实际浓度成正相关，因此血药浓度可间接反映药物的临床效应，包括治疗效果及不良反应。部分药物在血液中可能与血浆蛋白结合。药物的存在形式包括结合型与游离型，只有游离型药物才能通过生物膜到达作用部位。血液中的游离型药物浓度常与总浓度保持一定的比例，药动学中常以血药总浓度作为观察指标。以苯妥英钠为例，当血药浓度为 $10\sim20$ $\mu g/ml$ 时，为有效血药浓度，起抗癫痫作用；血药浓度为 $20\sim30$ $\mu g/ml$ 时，易发生眼球震颤；血药浓度为 $30\sim40$ $\mu g/ml$ 时，易发生运动失调；血药浓度大于 40 $\mu g/ml$ 时，易发生精神异常的不良反应。可见，密切监测血药浓度有利于保证药物疗效，降低不良反应发生率。

（三）治疗药物监测的临床应用

治疗药物监测的主要临床指征是患者个体差异、药物治疗窗窄、药物毒性反应难以判断和药物暴露受多种因素影响。

1. 需要进行治疗药物监测的情况

（1）治疗指数窄、安全范围窄、毒性反应强的药物，如地高辛。

（2）具有非线性药动学特征的药物，如苯妥英钠、氨茶碱等。

（3）体内过程中个体差异大的药物，如三环类抗抑郁药。

（4）中毒或无效时存在危险的药物，如免疫抑制剂、环孢素、他克莫司等剂量不足会影响移植器官的存活，剂量过大会出现不良反应。

（5）长期用药出现药效变时，如患者不按规定服药，或者使用后产生耐受性。

（6）怀疑患者药物中毒时，尤其有些药物的中毒症状与剂量不足的症状类似，而临床又不能明确辨别时，如地高辛和苯妥英钠。

（7）合并用药产生相互作用而影响疗效时。

（8）特殊人群用药，如肾功能损害患者应用氨基糖苷类抗生素，肝功能损害患者应用利多卡因等。

2. 不需要进行治疗药物监测的情况

（1）血药浓度与药效无明显关系。

（2）尚无明确的血药浓度治疗范围，如循证医学资料不多的新药。

（3）药效可通过明确的临床指标判断的药物，如抗高血压药、降糖药等。

（4）药物安全性高，如非处方药品。

（5）疗程短，如临时医嘱用药。

3. 国内外已发布的临床常需要进行治疗药物监测的药物

为了规范治疗药物监测，有效实施临床干预，国内外先后发布了治疗药物监测相关技术指南，并列举了推荐进行治疗药物监测的药物（表7-1）。

表7-1 临床常需要进行治疗药物监测的药物

	推荐监测药物
消化系统用药 （炎症性肠病）	• 抗肿瘤坏死因子-α制剂（英夫利昔单抗、阿达木单抗、赛妥珠单抗、戈利木单抗）； • 硫嘌呤类（硫唑嘌呤和6-巯基嘌呤）
抗肿瘤用药	• 激酶抑制剂（KI）（ALK抑制剂、BCR-ABL1抑制剂、EGFR抑制剂、VEGFR抑制剂、BRAF抑制剂、MEK抑制剂、TK抑制剂等）； • 氟尿嘧啶
血液系统用药	• 香豆素类口服抗凝药（华法林）； • 凝血因子Ⅷ
心血管系统用药	• 抗心律失常药（利多卡因、普鲁卡因胺、奎尼丁、美西律等）； • 正性肌力药（地高辛、洋地黄毒苷）
呼吸系统用药	• 平喘药（茶碱）
细菌感染用药	• 万古霉素； • 氨基糖苷类（庆大霉素、奈替米星、阿米卡星、妥布霉素）； • 氯霉素
真菌感染用药	• 两性霉素B、伏立康唑、泊沙康唑、伊曲康唑、米卡芬净、氟康唑、氟胞嘧啶
病毒感染用药	• 抗逆转录病毒药物（利托那韦、安普那韦、依法韦仑、奈韦拉平、罗匹那韦、恩地那韦、奈非那韦、沙奎那韦、恩菲韦仑、阿扎拉韦、茚地那韦等）
免疫调节剂	• 雷帕霉素、环孢素、他克莫司、霉酚酸酯
神经/精神疾病用药	• 抗抑郁药（丙咪嗪、阿米替林、去甲替林等）； • 抗精神病药； • 抗惊厥药； • 抗焦虑药； • 抗痴呆药； • 抗帕金森病药； • 抗癫痫药（苯妥英钠、乙琥胺、卡马西平、丙戊酸钠、拉莫三嗪）； • 抗躁狂症药（锂制剂）

（四）治疗药物监测的实施方法

1. 治疗药物监测流程（图 7－1）

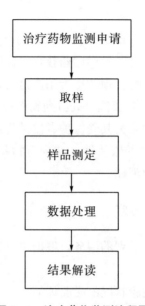

图 7－1　治疗药物监测流程图

2. 治疗药物监测技术

药物治疗的基本要素是患者及其疾病的药品选择和药品定量，因此，患者、药物、效果的关系问题是治疗药物监测研究的主要目标。

药物暴露是治疗药物监测的基础指标，是优化药物治疗方案的物质基础。血药浓度、生物标志物、基因检测等，在明确定量药理学关系的基础上，才能作为个体化用药参考指标。

对于生物样本中的药物浓度（血药浓度、尿药浓度、其他组织液或匀浆药物浓度），通常采用光谱分析、色谱分析、液相色谱－质谱联用技术、免疫学检测技术等方法进行测定。

对于药物功能蛋白质（酶），推荐使用免疫学技术、凝胶色谱技术和液相色谱－质谱联用技术等进行测定。

对于药物相关基因，主要使用荧光定量聚合酶链式反应、荧光原位杂交、基因芯片、基因检测技术以及飞行时间质谱技术等进行测定。

对于上述这些方法，需组织专家鉴定，医学伦理委员会审核，以保证方法的科学、有效，符合伦理道德要求。

二、药物治疗管理

药物治疗管理（medication therapeutical management，MTM）是指具有药学专业技术优势的药师为患者提供用药教育、咨询指导等一系列的专业化服务，从而提高患者用药依从性、预防患者用药错误，最终培训患者进行自我用药管理，以提高疗效。2003 年美国《处方药物医疗保险，改进和现代化法案》要求医疗保险的提供者必须要为其受保护者提供药物治疗管理服务。研究表明药物治疗管理可显著提高患者依从性，减少药物相关问题，改善患者健康水平，降低医疗卫生经济资源消耗。

（一）药物治疗管理内容

药物治疗管理包含了一系列的服务，根据患者的个体需求，其包括但又不仅限于以下内容：

①进行或获得对患者健康状况的必要评估；

②制订药物治疗计划；

③选择、启动、修改或管理药物治疗；

④监测和评估患者对治疗的反应，包括安全性和有效性；

⑤执行全面的药物回顾，以确定、解决和预防药物相关问题，包括药物不良事件；

⑥记录所提供的监护，并将重要信息传达给患者的诊疗团队成员；

⑦提供口头教育和培训，加强患者的理解，促进合理用药；

⑧提供信息、支持服务和资源，增强患者对治疗方案的依从性；

⑨在向患者提供的更广泛的医疗管理服务中，协调和集成药物治疗管理服务。

其核心要素包括药物回顾、个人药物记录、药物相关活动计划、干预和（或）提出参考意见以及文档记录和随访。

（二）药物治疗管理工作流程

目前，药物治疗管理模式在国内外备受关注，在美国已经获得立法保护，成为美国目前最主要的药学服务模式。从管理目标上来说，药物治疗管理的服务目标是识别和解决患者药物治疗的相关问题，如促进合理用药、提高患者对合理用药的理解、提高患者对治疗方案的依从性、减少不良反应的发生率、改善患者的健康状况及减少对高成本医疗服务的需求等。

　　对慢性病患者采用的药物治疗管理模式主要从以下几个方面展开。首先是用药管理档案的构建。为患者构建用药管理档案，定期根据档案中的数据为患者进行健康评估、用药指导，记录药物过敏史等。其次是临床药师参与的疾病管理过程。此过程主要是临床药师与临床医生的协助管理过程。最后通过定期随访，及时掌握患者的服药依从性情况。药物治疗管理的具体工作流程（图7-2）。

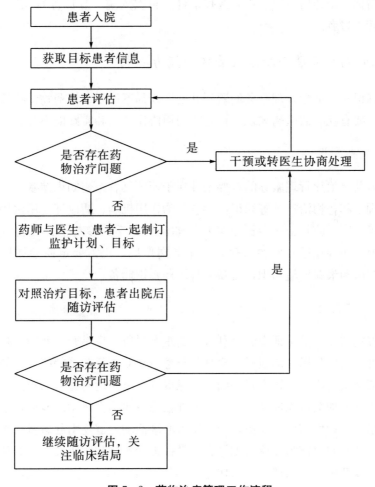

图7-2　药物治疗管理工作流程

（1）入院初期进行药物治疗回顾，借助电子病例系统和药学问诊，确认患者的用药史、过敏史、生活史以及患者需求。

（2）药师整合患者的所有用药，包括处方药、非处方药、中草药及补充剂等，详细填写个人药物记录，对患者的健康问题和用药问题进行梳理，发现问题及时反馈，并确定好解决顺序。

（3）药师与医生一起为患者设定治疗目标，由医生与患者约定出院后的门诊随诊计划，药师整理填写药物治疗行动计划，同时对患者和医生提出干预措施或参考意见。

（4）患者出院后，通过各种形式（面谈、电话、家访、微信群、门诊住院信息管理系统等）随访追踪患者，并详细记录患者的体征和症状、复查的实验室检查指标、用药后反应、重要医疗事件（再次入院、复诊等），必要时进行干预或转诊患者。

（三）药师开展药物治疗管理的能力要求

为确保药物治疗管理服务的顺利开展，药师不但要掌握药物治疗管理服务流程，还要有扎实的医药知识、良好的沟通协作技巧和实践能力等。

1. 医药知识

开展药物治疗管理服务的首要条件在于药师具有医药知识储备。要求药师掌握药理学和药物治疗学等知识，熟悉药物作用机制、适应证、用法用量及不良反应等；同时应具备一定医学知识，如流行病学、诊断学、疾病治疗方法等。此外，药师在进入药物治疗管理服务岗位后，仍需要定期参加培训与考核，学习医药最新前沿知识，更新自身医药知识储备。

2. 沟通技巧

掌握沟通技巧是保证交流顺利进行的重要手段，也是开展药物治疗管理的重要条件。药师与患者沟通时，应具备与患者建立信任关系的能力，如能够采用患者能接受的语言表达方式和确保信息保密，以拉近与患者的距离，提升患者参与度和增加交流积极性等；应具备评估患者非语言暗示的能力，如通过观察患者语气、动作和面部表情，分析患者心理活动，避免引起患者反感情绪导致沟通失败；同时作为交流的主导者应掌握提问顺序和倾听技巧，如从简单普通询问向复杂敏感询问递进，抓住患者回答内容的重点进一步收集重要信息。药师与医生沟通时，应注意沟通形式及沟通态度。药师可选择医生最易接受的电话、邮件等沟通形式，以平等、自信、尊重、协作的态度和简洁明了的语言向医生说明患者问题、提供干预建议及其依据，积极解答医生提出的疑问。同时应注意沟通场所和沟通时间，确保医生能够接受干预建议。需要注意的是，医生与药师专业方向不同，对同一问题的看法和见解存在差异，药师应当在保证患者用药安全的基础上，尊重和理解医生的治疗决策。

3. 跨学科协作能力

药师提供药物治疗管理服务时，应与医生建立良好的合作关系。药师干预患者药物治疗涉及更改药物种类、剂量等问题时，需要通过处方医生确认。药师和医生之间的跨学科协作是保证患者成功接受药物治疗管理服务的必要条件。药师致力于药物治疗、管理和分配，医生则注重患者病情评估、疾病诊断和治疗。药师和医生的跨学科协作可实现优势互补，共同为患者制订合理的药物治疗方案。

4. 临床实践能力

药师掌握药物治疗管理理论与方法并付诸临床实践是成功开展药物治疗管理服务的关键。药师提供药物治疗管理服务时，应具备危机识别及应变能力，及时分辨患者紧急情况（如休克、晕厥、心脏病发作、心肌梗死发作）并做出应对（急救、转诊），保证患者生命安全；具备指导患者用药能力，帮助患者掌握治疗药物服用剂量、服用时间、作用机制及教育患者如何使用注射剂、喷剂等特殊剂型，确保患者正确用药；具备软件操作及文件记录能力，借助病历系统、多药耐药相关蛋白筛查及记录工具，及时发现、处理和记录药学服务过程，保证药物治疗管理服务的高效性和可查性；具备药物经济学和风险效益评估能力，针对患者经济情况提供多种备选方案，确保患者治疗的安全性和可持续性。

第四节　药物基因组学

一、药物基因组学概述

人类基因组学计划的完成促进了药物基因组学（pharmacogenomics,

PGx）的发展。药物基因组学是一门研究基因组信息与药物反应之间关系以及基因组信息与疾病之间关系的学科。药物基因组学通过关联基因表达或单核苷酸多态性与药物的吸收、分布、代谢、排泄过程以及药物受体靶标，研究患者携带的先天遗传或是后天获得的遗传变异对药物作用的影响。近 20 年来，药物基因组学与个体化用药的关系成为研究热点，人们发现了越来越多的与疗效或者不良反应相关的生物标志物，很多已经成功地应用在临床指导合理用药，奠定了药物基因组学在个体化用药中的地位，也推动了精准医学的发展，使药物基因组学成为精准医学的重要组成部分。药物基因组学作为精准医学临床部署的首选领域，具有广阔的发展前景。目前国外已将抗肿瘤、慢性病管理、华法林抗凝等领域的药物基因组学数据应用到电子病历系统中，以辅助临床决策。2016 年，中共中央、国务院印发的《"健康中国 2030"规划纲要》明确指出了发展组学技术、生物治疗等医学前沿技术，加强慢性病防控、精准医学、智慧医疗等关键技术突破，重点部署创新药物开发等任务，显著增强重大疾病防治和健康产业发展的科技支撑能力。

在临床上，合理用药的核心是个体化用药。最理想的给药方案是在产生最大治疗效应的同时避免或减少不良反应的发生。然而，相同的给药方案，在不同的患者体内的反应有较大的个体差异。长期以来，人们都在努力研究和寻找引起个体差异的原因，如病理生理因素、环境因素、遗传因素等。这些研究的深入发展为个体化给药提供了理论依据，大大提高了临床合理用药水平。遗传变异是引起药物反应个体差异的决定性因素。近年来，药物基因组学的研究不断深入，越来越多的生物标志物被发现并成功应用在临床指导个体化用药，大大提高了临床疗效。

二、药物基因组学在临床药物治疗中的应用

传统的药物治疗是由临床医生通过临床诊断、辅助检查结果并结合自身的临床经验去为患者选择治疗药物。这种针对群体的、经验性的治疗模式忽略了患者的个体差异，不能最大限度地发挥药物疗效和进行精准用药。药物基因组学的发展将患者个体的遗传物质与药物的药动学、药效学特性关联起来，实现药物在患者个体中的治疗效果最大化。近几年来，药物基因组学研究已经将实验室基因检测应用到人体，并由此确定了许多配对的基因药物关联。为了实现对患者的精准用药，临床工作者应关注以下 4 类遗传物质：

①与药代动力学相关的基因，包括与药物吸收、分布、代谢以及排泄相关

的基因；

②与疗效相关的基因；

③可促使发生毒性反应或不良反应的相关基因；

④可影响疾病易患性或疾病进展的基因。

通过分析上述分子遗传物质，临床医生可以提前判断某些药物是否适用，还可以获取药物在个体内的药效学和药动学信息，从而估算、调整药物剂量。另外，还可以通过分析药物的药理作用和毒性机制的分子决定因素，预测最终疗效和不良反应。与传统的经验性用药相比，药物基因组学可以指导临床医生将适宜药品以最适当剂量用于特定的患者，指导个体化精准用药。

药物基因组学的临床应用主要包括：根据基因多样性选择合适的药物，优化给药剂量，预测不良反应。

（一）选择合适的药物

药物进入人体后需要多种转运体蛋白、代谢酶以及药物受体等的作用，编码这些蛋白的基因决定了个体的代谢型，包括慢代谢型（poor metabolism，PM）、中间代谢型（intermediary metabolism，IM）、快代谢型（extensive metabolism，EM）、超快代谢型（ultrarapid metabolism，UM）。临床主要研究的是超快代谢型以及慢代谢型，因为这两类患者代谢速度与一般患者差异较大，在应用标准剂量的药物时，很容易出现血药浓度过高或过低的现象，表现在临床上为发生毒性反应或治疗无效。因此，对于治疗窗窄或个体差异大的药物，药物基因组学检测能够有效地避免不合理用药，达到更好的治疗效果。

然而，大部分药物的基因研究往往基于某一个位点，这对于受两种以上基因影响的药物而言，剂量调整方面的指导不够准确。同时，对于同一种药物而言，不同种族人群剂量的调整存在差异。例如，有些前体药物在体内需要在代谢酶的作用下才能生成活性药物。当药物代谢酶基因出现变异，导致酶活性降低或缺乏时，前体药物在体内产生的活性成分减少，药物效应就会降低或无效。氯吡格雷为无活性的前体药物，需经肝细胞内细胞色素 P450 酶系活化。其中约 85％被酯酶转化为无活性的代谢产物，仅约 15％氯吡格雷被活化为有活性的代谢产物，进而发挥抗血小板的药理作用。影响氯吡格雷活化的 P450 酶主要为 CYP2C19。CYP2C19 慢代谢人群中，由于缺乏 CYP2C19 酶活性而不能将氯吡格雷转化为活性代谢产物发挥抗凝作用。因此，CYP2C19 慢代谢人群不能使用氯吡格雷抗凝。在非小细胞肺癌患者中，能否使用表皮生长因子受体（epidermal growth factor receptor，EGFR）－酪氨酸激酶抑制剂

（tyrosine kinase inhibitors，TKI）的根据为患者是否携带 EGFR 激活性的驱动突变。

2015 年国家卫生和计划生育委员会发布了《药物代谢酶和药物作用靶点基因检测技术指南（试行）概要》，并公布了药物代谢酶和药物作用靶点基因检测项目及其用药指导原则（表 7-2）。

表 7-2　药物代谢酶和药物作用靶点基因检测项目及其用药指导

药物	检测项目	用药指导
硝酸甘油	ALDH2 * 2 多态性检测	携带 ALDH2 * 2 等位基因的心绞痛患者尽可能改用其他急救药物，避免硝酸甘油舌下含服无效
华法林	CYP2C9 * 3 多态性检测	将 CYP2C9 和 VKORC1 基因型代入华法林剂量计算公式计算初始用药剂量；减少携带 CYP2C9 * 3 的个体塞来昔布的用药剂量；适当增加携带 CYP2C9 * 3 等位基因的高血压患者氯沙坦的用药剂量
氯吡格雷	CYP2C19 * 2 和 * 3 多态性检测	增加 PM 基因型个体氯吡格雷的剂量，或选用其他不经 CYP2C19 代谢的抗血小板药物如替格瑞洛等；PM 基因型个体阿米替林的起始剂量降低至常规剂量的 50% 并严密监测血药浓度；PM 基因型患者应用伏立康唑时容易出现毒性反应，建议适当减少剂量
他莫昔芬	CYP2D6 * 10 多态性检测	携带 CYP2D6 * 10 等位基因的患者他莫昔芬的疗效欠佳，阿米替林的起始剂量应降至常规用药剂量的 25%
他克莫司	CYP3A5 * 3 多态性检测	减少 CYP3A5 * 3 基因型患者他克莫司的用药剂量，以避免发生不良反应。可将 CYP3A5 * 3 基因型代入公式计算他克莫司的起始剂量
华法林/香豆素	CYP4F2 * 3 多态性检测	降低 CYP4F2 * 3 纯合子基因型患者华法林及香豆素类抗凝药（醋硝香豆素、苯丙素）的用药剂量
5-氟尿嘧啶（5-FU）/卡培他滨/替加氟	DPYD * 2A 等位基因检测	携带 DPYD * 2A 等位基因的患者应慎用 5-FU、卡培他滨和替加氟，或降低用药剂量，以避免毒性反应
异烟肼	慢代谢型 NAT1/NAT2 基因型检测	慢代谢型 NAT1 和 NAT2 基因型患者反复给予异烟肼后易出现蓄积中毒，引起周围神经炎，应引起注意
辛伐他汀/西立伐他汀	SLCO1B1 521T>C 多态性检测	携带 521C 等位基因的患者慎用辛伐他汀和西立伐他汀，以降低发生肌病的风险，具体可根据 FDA 推荐剂量表

药物	检测项目	用药指导
顺铂（MP）	TPMT 多态性检测	降低低酶活性基因型患者 MP 的用药剂量，杂合子起始剂量为常规剂量的 30%～70%，携带两个突变等位基因的个体用药剂量为常规用药剂量的 1/10，或 1 周 3 次给予常规剂量的药物，或换用其他药物，以避免产生严重的造血系统毒性反应；携带 TPMT 活性极高基因型的患者 MP 治疗可能无效。携带 TPMT 突变等位基因的儿童患者建议用卡铂而不用 MP，以避免引起耳毒性
伊立替康	UGT1A1 多态性检测	UGT1A1 * 28（6/7）和（7/7）基因型个体应用伊立替康时应选用剂量较低的化疗方案，以避免引起严重腹泻；携带 UGT1A1 * 6 等位基因的患者 4 级中性粒细胞减少症的发生风险增加，应谨慎使用
赖诺普利/卡托普利	ACE I/D 多态性	舒张期充盈障碍的患者建议使用依那普利和赖诺普利；Ⅱ基因型患者应用赖诺普利或卡托普利治疗时应注意监测肾功能
美托洛尔	ADRB1 多态性检测	Gly389 基因型高血压患者建议不选用美托洛尔降压，或适当增加用药剂量
普伐他汀	APOE 多态性检测	基因型为 E2/E2 的高脂血症患者建议选用普伐他汀治疗，以提高降脂疗效
第二代抗精神病药	ANKK1 rs1800497 多态性检测	携带 rs1800497A 等位基因的患者应用第二代抗精神病药时静坐不能不良反应的发生风险增加，应注意
5-FU	错配修复蛋白（dMMR）缺失检测	建议 dMMR 者接受不含 5-FU 的化疗方案
氯喹/氨苯砜/拉布立酶	G-6-PD 基因多态性检测	携带突变等位基因的 G-6-PD 缺乏患者禁用氯喹、氨苯砜和拉布立酶
卡马西平/苯妥英/阿巴卡韦	HLA-B 位点等位基因检测	携带 HLA-B * 1502 等位基因者慎用卡马西平和苯妥英，携带 HLA-B * 5801 等位基因者慎用别嘌呤醇，以免引起 SJS/TEN，携带 HLA-B * 5701 等位基因者慎用阿巴卡韦，以免引起药物性肝损害
聚乙二醇干扰素 α-2a/聚乙二醇干扰素 α-2b/利巴韦林	IFNL3 多态性检测	Rs12979860T 等位基因携带者聚乙二醇干扰素 α-2a、聚乙二醇干扰素 α-2b 和利巴韦林治疗丙型肝炎病毒感染的疗效差
5-FU	微卫星不稳定性（MSI）检测	MSI-H 患者建议不用 5-FU 辅助治疗

药物	检测项目	用药指导
As2O3	PML－RARα 融合基因检测	PML－RARα 融合基因阳性的急性早幼粒细胞白血病患者可用 As2O3 进行治疗
蒽环类药物	TOP2A 基因异常（基因扩增或基因缺失）检测	TOP2A 基因异常的乳腺癌患者建议采用含蒽环类药物的治疗方案
华法林	VKORC1－1639G＞A 多态性检测	携带 1639A 等位基因的个体应减少华法林的用药剂量，具体可根据华法林剂量计算公式确定华法林的起始用药剂量
铂类	ERCC1 mRNA 表达检测	建议 ERCC1 mRNA 低表达的非小细胞肺癌患者选用以铂类为主的化疗方案
吉西他滨	RRM1 mRNA 表达检测	建议 RRM1 mRNA 低表达的患者选用以吉西他滨为主的化疗方案

此外，美国FDA颁布了457种可通过基因谱优化的药物使用"指南"，临床药物基因组学实施联盟（clinical pharmacogenetics implementationconsortium, CPIC）制定了35种药物的基因组学应用说明书，遗传药理学和药物基因组学数据库（PharmGKB）提供3300多个用药警示和30篇左右用药"指南"。越来越多的疾病依据分子靶标被精确地划分为不同的亚型，而针对各个靶标的分子靶向药物则实现了对疾病的精准治疗。这一应用充分体现在抗肿瘤药物的使用上。例如，在HER2扩增阳性的乳腺癌患者中，使用曲妥珠单抗的疗效优于HER2扩增阴性的乳腺癌患者。吉非替尼为首个小分子表皮生长因子受体－酪氨酸激酶抑制剂，其通过与胞内的EGFR激酶区结合，抑制酪氨酸激酶的活性，从而发挥抗肿瘤作用。

（二）优化给药剂量

药物转运体、代谢酶基因多态性可影响其自身的活性，进而影响其底物的血药浓度，最终可能导致药物疗效和毒性反应的差异。而药物作用靶点的变异，可直接影响药物效应。因此，临床上常需要根据基因多态性调整给药剂量。群体常规用药剂量是基于正常代谢者（图7－3），对于活性药物来说，几次服药后可达到疗效浓度，后续用药使药物维持在有效范围之内。在中间和慢代谢者中，药物灭活功能偏低或低下，常规剂量即可造成药物的迅速累积而超越疗效浓度，达到不良反应水平。而在快和超快代谢者中，常规剂量很难达到或维持有效治疗浓度。

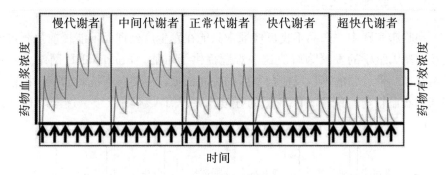

图 7-3　药物在体内经代谢而失活的个体差异

前面已提到，对于 CYP2C19 慢代谢人群，由于缺乏 CYP2C19 酶活性而不建议使用氯吡格雷进行抗凝治疗。而当 CYP2C19 为中间代谢型时，酶的活性降低，氯吡格雷代谢减慢，要达到预期的抗凝效果，就要增加氯吡格雷的给药剂量。大量研究证明 VKORC1-1639G>A（rs9923231）与华法林剂量需求显著相关。携带-1639A 等位基因的个体应减少华法林的用药剂量，具体可根据华法林剂量计算公式确定华法林的起始用药剂量。2010 年，美国 FDA 修订了华法林产品标签，建议将基于 CYP2C19 和 VKORC1 基因型的剂量纳入其中。

此外，对于窄治疗指数的药物或细胞毒性药物，药物代谢酶、转运体、作用靶点的变异，易导致 A 型不良反应的发生。伊立替康应用于结直肠癌等实体瘤的化学药物治疗，其活性代谢产物 SN-38 主要经 UGT1A1 灭活，从而使正常细胞免受 SN-38 毒性的影响。UGT1A1 基因常见的多态性位点为 *28 和 *6，可导致酶活性降低，SN-38 在体内蓄积增加、毒性风险增加。因此，在 UGT1A1 突变患者中，使用伊立替康应减少给药剂量。器官移植是治疗终末期脏器衰竭的一种有效手段，而器官移植术后选择合适的免疫抑制药及合适的剂量至关重要。目前临床最常使用的基础免疫抑制药（如环孢素和他克莫司）主要通过 CYP3A4 和 CYP3A5 代谢发挥作用，因此掌握患者 CYP3A4 和 CYP3A5 的代谢类型很重要。若对不同的患者采用相同的剂量，则可能产生毒性反应或药物作用很弱甚至无效。移植患者术前检测 2 个位点的基因型，术后根据基因型和药物代谢类型结合患者的病理生理特点，可为制订安全有效的抗排异方案提供可靠的有效依据。

（三）预测不良反应

在临床实践中，药品不良反应通常只能在发生后处理而不能提前预测，但是药物基因组学的发展为解决这一难题提供了可能。PharmGKB 网站上收录了约有 200 种药物的不良反应与基因的关联证据，主要包括抗肿瘤药、抗精神病药和心血管药。这些关联证据的强度水平从 1A 级到 4 级，逐渐降低（图 7-4）。

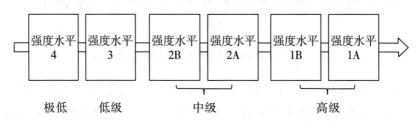

图 7-4 PharmGKB 网站使用的 6 级证据强度评估系统

药品不良反应分类有多种方法，通常按其与药理作用有无关联分为两类：A 型（剂量相关不良反应）和 B 型（剂量不相关不良反应）。临床常见的与 B 型不良反应相关的基因如下。①葡萄糖-6-磷酸脱氢酶基因：红细胞葡萄糖-6-磷酸脱氢酶基因缺乏引起的伯氨喹、拉布立酶等药物所致的急性溶血性贫血。②HLA-B 等位基因：HLA-B＊15：02 等位基因引起的卡马西平所致的严重皮肤不良反应史-约综合征（Stevens-Johnson syndrome，SJS）、中毒性表皮坏死松懈症（toxic epidermal necrolysis，TEN），HLA-B＊13：01 等位基因引起的氨苯砜所致的药物超敏综合征，HLA-B＊57：01 等位基因引起的氟氯西林所致的肝损伤。③线粒体 DNA：线粒体 DNA 12S rRNA 遗传多态性引起的氨基糖苷类抗生素所致的耳毒性。分析基因和药品不良反应之间的关系，可以进一步确定药物的相互作用并发现潜在的不良反应。

（四）需要进行基因检测的人群

目前，根据基因多态性指导患者用药还需考虑到治疗的成本和效益，因此在临床实践中非常有必要明确哪些患者需要进行基因检测，以促进临床合理用药。

1. 肿瘤患者

肿瘤是受基因驱动的疾病，如肺癌，但每个患者的驱动基因并不相同，所以肿瘤患者在治疗时，应通过检测驱动基因找准治疗靶点，选择相应的靶向药物进行治疗，从而获得更好的治疗效果，提高患者的生存时间和生活质量。此外，由于基因多态性，相同的药物治疗方案也可能会对同种类型的肿瘤患者产生截然不同的疗效和不良反应。因此对于肿瘤患者，需要结合基因检测结果调整用药剂量，以期达到更好的治疗效果。

2. 药效长期不明显的患者

基因多态性对药物代谢动力学和药效特征均有一定的影响，患者使用某种药物后效果不佳，病情控制不稳定，可能原因之一就是某种基因型改变了药物在患者体内的代谢方式，需选择替代药物或相应加大用药剂量。

3. 需长期服用某种药物的患者

罹患心血管疾病、精神疾病以及抑郁症等的患者，需长期甚至终身服用某些药物。从药物经济学角度来看，患者通过检测明确自身基因表型，选择更加合适的药物和更恰当的用药剂量，能够花费更少费用获得更好的治疗效果。

4. 特殊人群

特殊人群指本人或家族成员中有严重药品不良反应史的人群。同时，接受多种药物治疗的患者，经常接触有毒物质的患者以及儿童、老年人等也适合进行药物相关基因检测。

（五）个体化用药

1. 个体化用药发展现状

随着研究的深入，基于药物基因检测的药物基因组学研究作为个体化精准用药新的发展方向逐渐进入人们的视野。

个体化用药是指在充分考虑每位患者的个体特征，如遗传因素、性别、年龄、体重、生理特征、病理特征以及合并用药等综合情况的基础上，制订出安全、有效、合理、经济的药物治疗方案，即"在最适的时间、对最适的患者、给予最适的药物与最适的剂量"。其更广泛的定义是指，在整个治疗期间（包括疾病的预防、诊断、治疗及预后），根据患者的需求、喜好和特点为患者"量身裁药"，以期达到治疗效果最大化和不良反应最小化的新型治疗模式。临床实践中，个体化用药就是采用检测分析方法对患者体内药物进行实时监测，利用分子生物学技术对患者信息进行全面解析，借用信息化软件和大数据工具对患者群体进行统计分析。由此可见，个体化用药是实现临床用药个体化的重要基础和必要前提。

药物反应的个体差异主要来源于以下几个因素：①生理及病理因素，如身高、体重、年龄、性别、并发症等；②药物相互作用；③种族差异和基因多态性；④肠道微生物等。

2. 个体化用药研究技术

个体化用药研究技术分为两个方面，即检测技术和临床服务。检测技术近年来发展很快。

（1）高通量测序技术的普及，使基因检测的准确性、覆盖性得到了很大提升，可以更好地解释个体间疾病的差异，提升了检测结果对临床的指导意义。

（2）液体活检技术也是逐渐在普及的临床检测新技术，尤其在肿瘤领域的作用正在凸显。该技术对患者用药疗效、预后及耐药等方面有良好的指导作用。

（3）组学技术在临床检测中的作用也越来越受到关注，相对于单组学结果，多组学结果的整合应用为个体化用药提供了新的模式。

（4）分子影像学技术也正在走向临床，用于药动学研究和组织器官的暴露量检测，使靶器官药物检测成为可能。临床服务层面主要为检测结果的解读和治疗方案的制订、基于群体药动学的模型的建立、基于生理模型的剂量模型建立、整合多因素的剂量模型建立等，以更好地模拟药物体内过程，推荐药物剂量，制订适宜的给药方案，实现个体化用药。

第五节　智慧药学

智慧药学是顺应新时期医院药学高质量发展和加快互联网医疗开展的要求，充分利用大数据、云计算、人工智能（artificial intelligence，AI）、物联网和区块链等新兴技术，围绕药品供应保障、临床药学服务和药事管理等医院药学核心工作，构建全流程、信息化、智能化解决方案，以提升医院药学工作的效率与质量。

一、药品采购与物流管理

药品供应保障是医院药学的基石，随着医药分开、两票制、带量采购等一系列医药改革新政策的陆续落地，加强医疗机构药品遴选、采购、供应、储存、临床使用等全流程规范管理，推进与政策相匹配的药品配备和运营模式转变，保障药品供给的同时，提质增效、降低运营成本已成为医疗机构管理改革的重点。传统药品采购和物流管理模式忽视了供应商、药库和药房供应链的整体过程，各节点单位被人为分割形成"信息孤岛"，药品实物流动中供大于求和供不应求的矛盾突出，导致存在储存成本高、供应率低、资金周转率低、流通环节无法实时监管等问题。基于互联网和智能设备的飞速发展，SPD药品供应链的智慧化物流管理模式可以充分地解决传统药品采购与物流管理方面存在的问题。

SPD药品供应链是指以物流信息技术为支撑，协调外部与内部需求为主导，对药品及相关耗材在院内的供应（supply）、加工（processing）、配送（distribution）实施一元化运营服务。该模式下，可以实现药品和相关耗材采配的精细化管理、全流程的质量追溯、零库存和消耗后结算，降低管理服务耦合性，提升药品物流管理效率，同时为药学管理部门提供精准决策支持。除此之外，在面对一些突发公共卫生事件时，基于SPD药品供应链可以搭建区域性药品大数据平台，为全国或区域范围内各级医院、物资供应商、公益组织、企事业单位及个人建立高效信息沟通渠道，以便保障并协调特殊时期药品的供应工作。

基于SPD药品供应链的智慧化物流管理模式流程图见图7-5，智慧化物流管理模式与传统SPD管理模式的对比见表7-3。

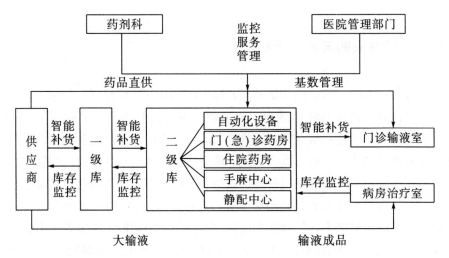

图 7-5　基于 SPD 药品供应链的智慧化物流管理模式流程图

表 7-3　智慧化物流管理模式与传统 SPD 管理模式的对比

改进维度	传统 SPD 管理模式	智慧化物流管理模式
供应管理 （S）	专业团队负责业务	专业团队＋信息系统＋智能设备
	繁复地线下采购药品	互联网线上采购药品
	以消耗量决定采购量	供应商库存可监控，定数采购、以销定采，临时采购
库存管理 （P）	药品拆零、药品分包	智能补货、波次运行、分拣分包；利用院内条码或电子监管码实现药品从药库到药房、病区、患者全程追踪
推送管理 （D）	利用定量式卡片获取消耗信息	对接医院信息系统获取药品消耗信息，自动生成推送任务
	主动配送至药房	专人配送、轨道传输、智能配送；互联网诊疗推动多渠道配送，实现"不见面""无接触"式诊疗配送服务

二、智慧化药房与药品调剂

（一）门（急）诊药房药品调剂智慧化服务

传统门诊调剂工作量大、人工交互环节多，药品调剂需要双人核对，对人员需求大；设备自动化、信息化程度低，药师专业能力参差不齐及操作执行不到位；门诊部门往往处于环境嘈杂的氛围中，药师与患者的有效沟通率低等。这些问题常导致患者取药等待时间过长，接受信息程度低，最终影响患者的就医体验。

门（急）诊药房药品调剂的智慧化解决方案如下。

（1）自助报到机＋排队叫号系统：医院可使用自助报到机签到，激活调剂系统分配取药窗口，患者获取窗口号及取药队列信息，并可通过联网查询或信息推送提醒机制，动态跟踪取药队列变化，候药同时可灵活安排时间。签到后预调剂模式可避免人流在窗口聚集，有效解决未及时取药致窗口药品堆积问题。同时配合使用多媒体智能化排队叫号系统，高效有序地引导患者窗口取药，避免就诊患者盲目排队等候，减少患者到窗口询问的次数，提高药师的工作效率。

（2）自动发药、传输系统：医院药房可以配备自动发药机及传输系统，设置直发和混发窗口。直发窗口负责的处方药品，全为自动发药机内储存的药品。混发窗口负责特殊药品处方，如冷藏药品、特殊管理药品、外用药品、异形药品、易碎药品等。混发药品调剂区配置处方智能处理和传输系统，实现混发处方配药单自动打印及药品窗口智能传送。通过刷内置射频识别标签的智能药篮激活处方调剂指令，并绑定患者信息，可实现即时或预调剂处方。

（3）自动包药机：药房配备自动包药机，可提升拆零工作效率，降低药品污染机会，同时也符合药品资源节约和药品获取适宜性的要求。单处方按单药或按顿拆零调剂，并自动打印处方信息（患者信息、用法用量、拆零日期、有效期等），保障患者用药安全。

（4）智能药品核对系统：智能药品核对系统可基于视觉识别、大数据及人工智能等技术，采集药品包装文字、颜色、纹理、二维码等信息用于药品自动核对，并可搭载合理用药数据库，通过线上和线下智能判断药品与诊断相关性，进行可视化智能提醒，解决人工核对不稳定、效率低、易出错等问题，确保用药安全。

（5）智能分布式药房系统：推荐在各医疗单元配备智能分布式药房系统，包括智能药柜及对应信息系统，作为药房的延伸以解决特殊用药需求。智能药柜药品管理模式尚可延伸至临时应急用药场景。智能分布式药房系统可通过智能药柜药品信息一体化机制与处方（医嘱）绑定，并由远程终端实施智能库存管理，实现药品专业储存管理及全程可追溯。

（二）住院药房药品调剂智慧化服务

住院药房药品调剂的工作重点往往在于人工处方调配和发药核对，该模式下工作效率低，误差大，药师因经验、疲劳等因素容易将一些外包装相似、药名相近、规格不同的药品错误调剂。同时住院药房的药品转运以运输工人配送为主，工作强度大，易出现配送错误。由于调剂或配送错误涉及换药、退药流程，不仅降低了调剂效率，还增加了患者安全用药的风险。

住院药房药品调剂的智慧化解决方案如下。

（1）智能二级缓存库系统：利用条码技术和自动传输设备开发的智能二级库药品管理系统，系统主要由请领模块、搬运模块、储药模块、传送模块、控制管理模块五部分组成，可实现药品在库实时盘存、自动请领、扫描入库、自动入仓、自动出药等功能。

（2）病区药房智能摆药系统：主要包括智能存取系统、口服药单剂量分包与核对系统、盒装药品快速发药系统等。智能存取系统可以保证药品调配的准确性和安全性，提高药品调剂的效率。口服药单剂量分包与核对系统可以提高口服药品的摆药效率，减少摆药差错，避免药品污染，同时可以与自动化调配系统并行，以保证药品调配的准确性和安全性。

（3）智能物流运送系统：包括智能配送机器人、轨道小车物流、气动物流和中型物流等。智能配送机器人不需要预留轨道空间，配置使用灵活、方便。通过引入配送机器人代替人工输送，可以减轻劳动强度，优化配送流程，节约人力成本，优化资源利用。

三、智慧化临床药学服务

临床药学服务是医疗体制改革驱动下药师服务转型升级的核心落脚点，也是智慧药学主要发力点之一。医疗机构通过主动引入云计算、移动互联网、信息互联互通等前沿技术，优化临床药学服务模块，促进药学服务质量与安全管理的信息化整合、规范并加以不断完善，使其形成更加全面、便捷、高效的专业服务流程。

（一）处方审核模块

药师是处方审核的第一责任人，高效、准确的处方（以下处方均包括医嘱）审核是保障合理用药不可或缺的医疗服务环节。传统的仅靠人工审核的方式很难满足医疗机构处方审核的速度和质量要求。可以通过信息系统建立处方审核知识库与规则库，形成人脑与电脑结合的智慧化处方审核模式，使处方审核更精准、更高效。同时进行处方审核流程再造，即将前置处方审核触发节点放在处方正式生成之前，处方审核通过后患者才能缴费取药的模式，可以将事后点评转变为事前预警和干预，及时解决处方用药问题。

（二）智慧化用药咨询模块

医疗机构应推出互联网咨询平台，利用 APP 终端、微信小程序或公众号等信息化手段为患者提供线上用药咨询服务。

（三）药物治疗管理模块

药物治疗管理是药师主要针对门诊及社区慢性病患者提供的用药教育、咨询指导等一系列专业化服务，同时强调饮食与运动等生活方式管理，以及持续的跟踪随访与评估，最终帮助患者实现自我用药管理。药物治疗管理药师利用信息化手段，更有效地开展全流程、全周期、连续性和一体化的药物治疗管理服务，对于促进门诊及社区慢性病患者合理用药、提高用药依从性具有重要意义。

（四）药事信息管理模块

搭建药学与医生、护士、患者交流与信息发布的平台，通过主动接收来自医生工作端和护士工作端的用药咨询，总结梳理多频次、规律性问题，进行系统分析和回复。同时利用信息化平台向医护人员传达最新的安全用药信息。

（五）个体化用药模块

基于治疗药物监测、药物基因组学检测、定量药理学、大数据分析等技术手段，在门诊出诊系统与住院病历系统中建立个体化用药模块，便于药师整合患者个体特征、检验检查与用药情况等数据信息，实现对患者用药的精准指导。针对迫切需要个体化用药规范的临床常用药物，如抗癫痫药物、抗感染药物、抗肿瘤药物和治疗窗窄、安全性低的药物，建立相应的个体化用药智能模块，辅助药师开展相应工作。

（六）患者用药教育及随访模块

建立药品信息字典库，包括药品使用的基本信息、不良反应、注意事项、监测指标等。对于新入院患者，临床药师通过询问患者既往用药史、不良反应史、目前的药物治疗方案，进行用药依从性和用药注意事项的指导。患者在院期间，临床药师告知药品保管方法、使用方法、漏服对策、不良反应识别和注意事项等。对出院患者，临床药师提供出院带药告知书和用药指导单。对于慢性病患者，结合疾病的药物治疗疗效评估，对患者的用药依从性及不良反应等进行随访，提供闭环式药学服务。

四、互联网+药学服务

随着我国医疗体制改革的不断深入以及互联网技术的发展，"互联网远程医疗""互联网诊疗""互联网医院"等"互联网+医疗"模式应运而生，极大地方便了患者就医，进一步提升了医疗的可及性。为配合互联网等信息技术在医疗领域的广泛应用，"互联网+药学服务"新生业态迅速发展，现已通过互联网陆续实现了药师在线审方、处方流转、药品外配以及药学咨询、药学随访等药事服务。

（一）互联网云药房系统

门（急）诊应具备接收互联网电子处方和医院信息系统医嘱的信息化能力，云药房系统中医生可通过 APP 等互联网在线开方系统开具电子处方，经药师在线审核通过后，可在线推送给患者，患者通过自有移动端可自主选择线上配送、线下定点医疗机构、社会药房等不同的购药方式，完成对应的缴费支付后自动生成电子发票，提供处方审核的药师为其提供相应的药学服务，也可通过移动互联网推送语音化、视频化等多种形式的用药交代与指导，以减少患者在门（急）诊窗口的滞留时间，提升患者的满意度，且患者在自有移动端可实时重复查看。建立互联网用药跟踪售后服务系统，采用线上问卷调查、用药随访等形式，收集汇总用药反馈信息，如不良反应等，形成门诊药学服务全流程闭环管理。

（二）互联网慢性病用药管理

药师作为慢性病患者综合管理中的一员，可以借助互联网为慢性病患者完成药物治疗方案的续方流程，推送合理用药宣教资料，收集不良反应与建议等；同时还可以借助慢性病管理平台数据库的建设开展工作，如与社区医疗机构、社会药房、居家药学服务终端数据联网建设。支持医疗机构、社会药房、医药电商、物流配送商、监管部门及居家药学服务终端等多方作为数据服务节点，实现数据结构统一，便于存储和检索；建立药学监护路径数据库、药品知识数据库、药物相互作用数据库、患者案例数据库等，为慢性病合理用药管理提供决策支持。

"互联网＋药学服务"体系建设的根本目的是以患者为中心，借助5G、云计算和大数据等技术，以信息化、智能化、规范化的互联网药学服务平台为支撑，加强整体药师队伍建设，逐步推进药师服务能力的转型升级，最终实现药学服务与互联网技术、资源的有效结合，促进药学服务全链条各节点的互联互通，打造高效、便捷的无边界药学服务。

参考文献

[1] 黄明安，陈钰. 慢性病管理研究进程的文献综述 [J]. 当代经济，2017 (16)：142－144.

[2] 黄晓旭，李子昀，王朝昕，等. 医疗机构慢性病随访开展现况及关键问题剖析 [J]. 中国全科医学，2020，23 (28)：3522－3526.

[3] 陈子豪，赵婷，贾静，等. "互联网＋"慢性病管理模式的发展及现状综述 [J]. 昆明学院学报，2018，40 (3)：109－114.

[4] 梁长秀. 慢病管理中健康管理的应用 [J]. 中国社区医师（医学专业），2011，13 (4)：211－212.

[5] 郭策. 我国慢性非传染性疾病现状与社区卫生服务 [J]. 现代预防医学，2012，39 (3)：607－610.

[6] 张玉媛，芈静，陈雪，等. 慢性病管理现状及存在问题探讨 [J]. 赤峰学院学报（自然科学版），2017，33 (12)：44－45.

[7] 田柯，耿仁文，林凯程. 院内会诊存在的问题及对策分析 [J]. 现代医院，2011，11 (2)：110－111.

[8] 李琴，孙爱娟，龚力，等. 创新公立医院多学科联合会诊服务供给模式 [J]. 中国医院，2017，21 (8)：42－44.

[9] 华长江，郝虹. 肿瘤多学科会诊的现状与展望 [J]. 医学综述，2015，21 (3)：431－434.

[10] 刘畅，汪惠才，伊丽哈米亚·吐尔逊，等. 新疆某三甲医院肿瘤多学科联合会诊诊疗现状与展望 [J]. 新疆医学，2015，45 (10)：1397－1400.

[11] 茅雯辉，谢泽宁，祝菁菁，等. 浙江省城镇职工基本医疗保险门诊统筹的经验与启示 [J]. 中国卫生资源，2016，19 (5)：372－375.

[12] 沈琪. 医疗保险特殊慢性病的门诊治疗管理 [J]. 医药论坛杂志，2008，29 (5)：123－124.

[13] 钟城垚，周定群，毛进，等. 遵义市 9476 例社区老年人门诊特殊慢性病的流行病学特征分析 [J]. 现代预防医学，2018，45 (20)：3676－3680.

[14] 吴奎. 成都市门诊特殊疾病管理的现状与思考 [J]. 长春师范学院学报（自然科学版），2012，31（9）：190-194.

[15] 靳以智，罗大刚. 四川大学华西医院门诊特殊疾病结算服务管理探讨 [J]. 华西医学，2013，28（12）：1936-1938.

[16] 鲁蓓，袁杨，李庆印. 新冠病毒疫情下慢病用药政策的影响和建议 [J]. 中国社会保障，2020（3）：86-87.

[17] 国家医保局. 中共中央国务院关于深化医疗保障制度改革的意见 [J]. http://www.gov.cn/zhengce/2020-03/05/content_5487407.htm.

[18] 王雪冬. 门诊慢性病"扩容"与"并轨"路径思考 [J]. 中国医疗保险，2018（1）：43-45.

[19] 张峥，毛燕君. 移动互联网在慢性病管理中应用研究进展 [J]. 解放军护理杂志，2018，35（6）：56-58.

[20] 梁世艳. 基于"互联网＋"的慢性病管理模式探讨 [J]. 智慧健康，2020，6（7）：24-26.

[21] 张艳春，秦江梅，董亚丽，等. 社区"互联网＋"慢性病管理的问题与对策调查研究 [J]. 中国卫生经济，2019，38（6）：54-57.

[22] 徐康，陈侃侃，胡明礼，等. 引入"互联网＋"探索构建门诊慢性病管理服务新模式 [J]. 江苏卫生事业管理，2018，29（8）：927-930.

[23] 蒋凌志，许丹媛，杨志雄. 老年 COPD 患者血清 PCT、hs-CRP 的表达与肺功能指标、生活质量的相关性 [J]. 中国老年学杂志，2018，38（7）：1623-1625.

[24] 姜轶飞，杨猛. PCT、hs-CRP 在评估老年 AECOPD 严重程度中的应用价值 [J]. 现代实用医学，2017，29（4）：463-464.

[25] 孟群，尹新，梁宸. 中国"互联网＋健康医疗"现状与发展综述 [J]. 中国卫生信息管理杂志，2017，14（2）：110-118.

[26] 徐国. "互联网＋"的慢病管理新模式 [J]. 中国药店，2015（11）：34-38.

[27] 林少娟，刘一鸣. 互联网技术支持的新型健康管理模式对慢性病人群的应用研究 [J]. 内蒙古中医药，2017，36（1）：69-70.

[28] 刘谦，王国光，羊海锋，等. 互联网医院信息平台对疫情防控的支撑作用探讨 [J]. 中国数字医学，2020，15（8）：7-10.

[29] 埃里克·托普. 未来医疗 [M]. 郑杰，译. 杭州：浙江人民出版社，2016.

[30] 支丽华，邢美园，魏国庆，等. 大型综合医院建设"以患者为中心"的互联网医院服务模式 [J]. 现代医院，2020，20 (7)：1016−1019.

[31] Taylor A M, Bingham J, Schussel K, et al. Integrating innovative telehealth solutions into an interprofessional team-delivered chronic care management pilot program [J]. Journal of Managed Care & Specialty Pharmacy，2018，24 (8)：813−818.

[32] Knight P, Bonney A, Teuss G, et al. Positive clinical outcomes are synergistic with positive educational outcomes when using telehealth consulting in general practice：a mixed-methods study [J]. Journal of Medical Internet Research，2016，18 (2)：e31.

[33] 王松峰，英静静，刘志明. 基于微信的延续性护理在患者 PICC 院外自我维护中的应用 [J]. 护理管理杂志，2015，15 (3)：215−216.

[34] 康建忠. 社区规范化管理在控制 2 型糖尿病患者糖化血红蛋白及并发症的应用研究 [J]. 实用临床医药杂志，2018，22 (1)：139−142 .

[35] 熊上，李艳丽，廖春分，等. 基于互联网医院−社区一体化慢性病管理模式在 2 型糖尿病患者中的应用效果 [J]. 山东医药，2019，59 (32)：48−51.

[36] 中华医学会呼吸病学分会慢性阻塞性肺疾病学组. 慢性阻塞性肺疾病诊治指南（2013 年修订版）[J]. 中华结核和呼吸杂志，2013，36 (4)：255−264.

[37] 夏祝叶，刘洪洁，江帆，等. "互联网＋"慢性病管理模式在 COPD 患者中的应用研究 [J]. 中国初级卫生保健，2020，34 (5)：60−62.

[38] 冯惠春，洪菊芹，周秋萍，等. 基于互联网技术的综合护理管理对肺癌患者治疗依从性和自我管理效能的影响 [J]. 中国慢性病预防与控制，2018，26 (4)：303−306.

[39] 黎婉婷，于红静，凌冬兰，等. 慢性病患者"互联网 ＋ 延续护理"研究进展 [J]. 护理学杂志，2020，35 (3)：106−110.

[40] 管细红，徐勇飞，王羡欠，等. 我院远程医疗应用现状及发展建设的实践体会 [J]. 现代医院，2018，18 (7)：983−985，992.

[41] 洪建，颜雨春，周典，等. "互联网＋"时代下分级诊疗模式建设思考 [J]. 中国数字医学，2018，13 (1)：19−20，26.

[42] 杨森，殷屹岗，顾进华，等. "互联网 ＋ "模式下的医联体建设初探 [J]. 中国卫生产业，2020，17 (2)：175−176，179.

［43］张跃富，张晓旭，李海洁. 面向患者的远程医疗信息系统探讨——以常见病、慢性病在线服务管理为例［J］. 科研，2019，3（5）：345.

［44］王晥琳，李景宇，谭明英. 我国互联网＋慢性病管理模式应用前景分析［J］. 中国卫生信息管理杂志，2020，17（2）：168－171，187.

［45］周绿林，李绍华. 医疗保险学［M］. 北京：科学出版社，2013.

［46］Suter E，Oelke N D，Adair C E，et al. Ten key principles for successful health systems integration ［J］. Healthcare Quarterly，2009，13（Sp.）：16－23.

［47］Wagner E H，Austin B T，Davis C，et al. Improving chronic illness care：translating evidence into action ［J］. Health Aff（Millwood），2001，20（6）：64－78.

［48］Coleman K，Austin B T，Brach C，et al. Evidence on the Chronic Care Model in the new millennium ［J］. Health Aff（Millwood），2009，28（1）：75－85.

［49］Huang E S，Zhang Q，Brown S E S，et al. The Cost-effectiveness of improving diabetes care in U. S. Federally Qualified Community Health Centers ［J］. Health Services Research，2007，42（6）：2174－2193.

［50］Zhou M，Wang H，Zeng X，et al. Mortality，morbidity，and risk factors in China and its provinces，1990－2017：a systematic analysis for the Global Burden of Disease Study 2017 ［J］. The Lancet，2019，394（10204）：1145－1158.

［51］龙俊睿. 基于人工神经网络模型的区域纵向紧密型医疗联合体绩效评估研究——以上海市为例［D］. 上海：中国人民解放军海军军医大学，2018.

［52］梁宝辉. 社区高血压分级管理对高血压患者血压控制效果的影响观察［J］. 中国实用医药，2018，13（26）：156－158.

［53］王登学，刘露霞，许光军，等. 医联体模式下糖尿病视网膜病变社区干预效果研究［J］. 重庆医学，2020，49（11）：1855－1858.

［54］章敬玉，沈礼娟，陈勇. 医联体模式下慢性阻塞性肺病的分级管理和效果评价［J］. 临床肺科杂志，2019，24（9）：1574－1577.

［55］马乐，杨森，谢木金，等. 分级诊疗模式下社区常见恶性肿瘤防治的效果研究［J］. 实用医院临床杂志，2020，17（2）：214－216.

［56］付小兵，姜笃银，贾赤宇，等. 慢性难愈合创面防治理论与实践［M］.

北京：人民卫生出版社，2011.

[57] 宁宁，廖灯彬，刘春娟. 临床伤口护理 [M]. 北京：科学出版社，2013.

[58] 吴凯南. 实用乳腺肿瘤学 [M]. 北京：科学出版社，2016.

[59] Recht A，Come S E，Henderson I C，et al. The sequencing of chemotherapy and radiation therapy after conservative surgery for early-stage breast cancer [J]. The New England Journal of Medicine，1996，334（21）：1356−1361.

[60] Borger J，Bartelink H. Dose the radiotherapy and chemotherapy in breast-conserving therapy influence outcome? [J]. The Cancer Journal from Scientific American，1996，2：19.

[61] Coleman R，de Boer R，Eidtmann H，et al. Zoledronic acid（zoledronate）for postmenopausal women with early breast cancer receiving adjuvant letrozole（ZO-FAST study）：final 60-month results [J]. Annals of Oncology，2013，24（2）：398−405.

[62] 马飞，徐兵河，邵志敏. 乳腺癌随访及伴随疾病全方位管理指南 [J]. 中华肿瘤杂志，2019，41（1）：29−41.

[63] 徐兵河. 2012 年《ASCO 临床实践指南：乳腺癌初步治疗后随访与管理》解读 [J]. 中华乳腺病杂志（电子版），2013，7（1）：1−3.

[64] 中国抗癌协会乳腺癌专业委员会. 中国抗癌协会乳腺癌诊治指南与规范（2017 年版）[J]. 中国癌症杂志，2017，27（9）：695−759.

[65] 郑新宇，王秋丽. 2015 年欧洲肿瘤内科学会《原发性乳腺癌诊断、治疗及随访指南》解读 [J]. 中国实用外科杂志，2016，36（7）：763−770.

[66] 钟晓蓉，贺萍，田廷伦，等. 新型冠状病毒肺炎疫情下"乳腺癌信息管理系统"的随访管理新模式探索 [J]. 华西医学，2020，35（9）：1025−1029.

[67] 郑荣寿，孙可欣，张思维，等. 2015 年中国恶性肿瘤流行情况分析 [J]. 中华肿瘤杂志，2019，41（1）：19−28.

[68] 戴威，孔令泉，吴凯南. 乳腺癌伴随疾病全方位管理之骨健康管理 [J]. 中国临床新医学，2019，12（2）：145−149.

[69] Coleman R，Body J J，Aapro M，et al. Bone health in cancer patients：ESMO Clinical Practice Guidelines [J]. Annals of Oncology，2014，25（suppl. 3）：iii124−iii137.

[70] 盛笑，石晓琦，成金罗. 早期乳腺癌骨保护治疗 [J]. 中华骨质疏松和

骨矿盐疾病杂志，2020，13（3）：280−286.

[71] Nifong T P，Mc Devitt T J．The effect of catheter to vein ratio on blood flow rates in a simulated model of peripherally inserted central venous catheters［J］．Chest，2011，140（1）：48−53.

[72] 王启瑶，莫霖，石林，等．恶性肿瘤患儿化疗间歇期 PICC 导管维护现状及对策研究［J］．中国护理管理，2017，17（4）：486−490.

[73] 中心静脉通路上海协作组，上海市抗癌协会实体肿瘤聚焦诊疗专委会血管通路专家委员会．完全植入式输液港上海专家共识（2019）［J］．介入放射学杂志，2019，28（12）：1123−1128.

[74] 张黎露，张静文，周文珊，等．癌症病人常用中心静脉导管临床照护指引［J］．肿瘤护理杂志，2011，11：15−40.

[75] Nevens D，Duprez F，Daisne J F，et al．Radiotherapy induced dermatitis is a strong predictor for late fibrosis in head and neck cancer. The development of a predictive model for late fibrosis［J］．Radiotherapy and Oncology，2017，122（2）：212−216.

[76] Cox J D，Stetz J，Pajak T F．Toxicity criteria of the Radiation Therapy Oncology Group（RTOG）and the European Organization for Research and Treatment of Cancer（EORTC）［J］．International Journal of Radiation Oncology • Biology • Physics，1995，31（5）：1341−1346.

[77] 辜梦聃，曾元丽，石小兰．放射治疗所致放射性皮炎防治及护理进展［J］．现代临床护理，2017，16（5）：65−71.

[78] 中国临床肿瘤学会肿瘤与血栓专家委员会．肿瘤相关静脉血栓栓塞症预防与治疗指南（2019 版）［J］．中国肿瘤临床，2019，46（13）：653−660.

[79] 张丽君．肠道造瘘口病人的护理进展［J］．中国老年学杂志，2010，30（10）：1460−1462.

[80] 周莲清，李卫平，胡小弟．高龄肿瘤住院患者跌倒危机的管理探讨［J］．当代护士（下旬刊），2014（11）：105−106.

[81] 谢锦嫦．老年住院患者的跌倒因素与护理干预［J］．广东医学院学报，2013，31（3）：351−352.

[82] Parking D M，Bray F，Farley J，et al．Estimating the world cancer burden：Globocan 2000［J］．International Journal of Cancer，2001，94（2）：153−156.

[83] Chen W，Zheng R，Baade P D，et al. Cancer statistics in China，2015 [J]. CA：A Cancer Journal for Clinicians，2016，66（2）：115-132.

[84] 王亚琪，郜文辉，曾普华. 乳腺癌病因学及发病学的预防探讨 [J]. 湖南中医杂志，2020，36（6）：114-115.

[85] Siegel R L，Miller K D，Jemal A. Cancer statistics，2019 [J]. CA：A Cancer Journal for Clinicians，2019，69（1）：7-34.

[86] 沈镇宙，邵志敏. 乳腺肿瘤学 [M]. 上海：上海科学技术出版社，2005.

[87] 史双，路潜，杨萍，等. 乳腺癌就诊延误的研究现状 [J]. 中华护理杂志，2015，50（4）：468-471.

[88] 刘鲜平. 早期综合护理对乳腺癌腋窝淋巴结清扫术后水肿的预防效果分析 [J]. 中国药物与临床，2020，20（7）：1225-1226.

[89] 张丰韬，关宁. 阶段性心理护理干预对乳腺癌患者化疗期心理障碍及免疫功能的影响 [J]. 中国肿瘤临床与康复，2017，24（10）：1232-1234.

[90] 颜贤惠，杨英，杨凤. 探索乳腺癌术后带引流管出院患者管理方法与效果 [J]. 中国妇幼健康研究，2017，28（4）：486.

[91] 刘梅，滕敬华. 围手术期护理干预对乳腺癌改良根治术患者情绪及疼痛影响 [J]. 现代中西医结合杂志，2017，26（2）：223-225.

[92] 杜彦秋，管霞，常登峰，等. 基于 Bevilacqua 模型的乳腺癌保乳术患者术后淋巴水肿风险预测的临床研究 [J]. 中华普外科手术学杂志（电子版），2021，15（1）：53-56.

[93] 龚爱云. 早期功能锻炼操在乳腺癌术后患者中的应用 [J]. 特别健康，2019（17）：231-232.

[94] 臧佳璐，朱红梅. 早期功能锻炼对乳腺癌术后康复的意义 [J]. 科技资讯，2020，18（34）：199-201.

[95] 谢辉. 早期护理干预对乳腺癌患者术后患肢功能锻炼的效果观察 [J]. 智慧健康，2019，5（30）：68-69.

[96] 辛红梅，陈茹，丁孟翠，等. 物理治疗改善乳腺癌术后淋巴水肿的效果 [J]. 护理研究，2020，34（17）：3117-3120.

[97] 中华医学会外科学分会乳腺外科学组. 乳腺癌改良根治术专家共识及手术操作指南（2018 版）[J]. 中国实用外科杂志，2018，38（8）：851-854.

[98] 侯栋，宋阳，程少华，等. 乳腺癌改良根治术术后皮瓣坏死相关因素分

析 [J]. 中国现代普通外科进展，2020，23（12）：949-951.

[99] 甘媚珍，陈凤玲，叶劲松，等. 湿性敷料换药护理老年乳腺癌合并糖尿病病人皮瓣坏死的效果观察 [J]. 全科护理，2017，15（32）：4068-4069.

[100] Bryant J R, Hajjar R T, Lumley C, et al. Clinical inquiry-in women who have undergone breast cancer surgery, including lymph node removal, do blood pressure measurements taken in the ipsilateral arm increase the risk of lymphedema? [J]. Journal-Oklahoma State Medical Association, 2016, 109（12）：589-591.

[101] 史博慧，吕爱莉，王恋，等. 乳腺癌术后上肢淋巴水肿预防策略的证据总结 [J]. 护理学报，2020，27（22）：32-38.

[102] 李飞丽. 乳腺癌改良根治术后饮食指导与康复护理分析 [J]. 名医，2018（2）：49.

[103] 李晨，张俊玲，孟重芳. 思维导图在乳腺癌术后伤口换药中的应用 [J]. 当代护士（上旬刊），2018，25（4）：76-78.

[104] 韩万会，宋彩侠. 微信延续护理对乳腺癌根治术术后患者功能锻炼依从性及生命质量的影响 [J]. 中国民康医学，2020，32（20）：161-163.

[105] 刘淑晨. 乳腺癌术后护理干预对患肢功能锻炼康复的影响 [J]. 健康养生，2019（18）：64.

[106] Dharmalah S, Zeng J, Rao V S, et al. Clinical and dosimetric evaluation of recurrent breast cancer patties treated with hyperthermia and radiation [J]. International Journal of Hyperthermia, 2019, 36（1）：986-992.

[107] Yoosefinejad A K, Hadadi M, Eslamloo P. Evaluating the responsiveness of the Fullerton advanced balance scale in patients with lymphedema secondary to breast cancer surgery [J]. Lymphology, 2019, 52（2）：61-70.

[108] 石守森，魏东，杨阳，等. 乳腺癌术后皮下积液2种处理方法的对比 [J]. 中国现代普通外科进展，2018，21（5）：382-384.

[109] 邓雪玲. 乳腺癌患者手术后的护理措施 [J]. 世界最新医学信息文摘，2016，16（A3）：254-255.

[110] 韩玲，王蓓，王莉莉. 乳腺癌术后患者伤口品质管理的临床应用 [J]. 护理管理杂志，2018，18（1）：60-63.

[111] 岑晓勇，叶宝霞，阎国钢. 外科护理学 [M]. 2版. 西安：第四军医

大学出版社，2014.

[112] 王小妮，杨碎胜，周江红，等. 延续性护理对乳腺癌改良根治术患者术后功能锻炼的效果观察 [J]. 卫生职业教育，2019，37（21）：154—156.

[113] 王开慧，王莉莉，伍焱，等. 早期功能锻炼对乳腺癌患者术后上肢水肿及康复效果的影响分析 [J]. 中国医学前沿杂志（电子版），2018，10（12）：134—136.

[114] 李金兰，张丽娟，张慧珍，等. 乳腺癌术后患肢淋巴水肿并发淋巴管炎发生的原因及对策分析 [J]. 当代护士（中旬刊），2020，27（5）：1—4.

[115] 刘凤. 乳腺癌术后上肢淋巴水肿的治疗研究进展 [J]. 医学食疗与健康，2020，18（24）：183—184.

[116] 颜巍，刘晓舟，周岩，等. 不同护理干预方法在乳腺癌术后上肢淋巴水肿的应用价值 [J]. 护士进修杂志，2014，29（3）：209—211.

[117] 徐青. 乳腺癌术后皮下积液研究现状及进展 [J]. 国际外科学杂志，2017，44（3）：195—197.

[118] 史强，潘维诚，刘樾，等. 乳腺癌改良根治术后顽固性皮下积液手术修复的效果 [J]. 实用临床医药杂志，2019，23（24）：89—91.

[119] 陈国林，王凤军，薛英威，等. 乳腺癌根治术后皮瓣坏死的预防 [J]. 中国实用外科杂志，2001，21（4）：228—229.

[120] 阿斯耶姆·图尔逊，阿布都沙塔尔·吐尔地，米也赛尔·肉孜. 改良式乳腺癌根治术后皮下积液和皮瓣坏死的预防处理分析 [J]. 中国社区医师，2020，36（11）：13—14.

[121] 魏鑫. 乳腺癌改良根治术后饮食护理与康复指导的临床分析 [J]. 饮食保健，2017，4（23）：347—348.

[122] 裘佳佳，李平. 乳腺癌病人术后性生活状态及影响因素的调查 [J]. 全科护理，2015，13（18）：1783—1785.

[123] 张华. 心理干预对乳腺癌根治术后焦虑抑郁情绪及生活质量的影响 [J]. 中国健康心理学杂志，2019，27（3）：412—414.

[124] 乳腺癌患者可怀孕生子 [J]. 中华妇幼临床医学杂志（电子版），2012，8（2）：104.

[125] 朱玮. 怀孕和乳腺癌不得不说的话 [J]. 江苏卫生保健，2017（9）：35.

[126] 郑宏来，兰园淞，王雪俐. "夫妻课堂"提升乳腺癌根治术后患者婚姻

质量的效果观察 [J]. 微创医学, 2020, 15 (2): 247-250.

[127] Roberts S, Livingston P, White V, et al. External breast prosthesis use: experiences and views of women with breast cancer, breast care nurses, and prosthesis fitters [J]. Cancer Nursing, 2003, 26 (3): 179-186.

[128] 黄丽瑾, 裘佳佳. 佩戴义乳的乳腺癌患者义乳认知及生命质量的调查分析 [J]. 上海护理, 2019, 19 (12): 29-33.

[129] 黄丽萍, 熊邦琴. 优质护理服务在乳癌患者术后义乳佩戴中的应用 [J]. 长江大学学报 (自科版), 2013, 10 (6): 42-43.

[130] 张慧敏, 焦丽, 魏婕, 等. 女大学生乳腺癌认知及提升策略和乳房保健 [J]. 中国校医, 2017, 31 (9): 716-718.

[131] 吴文军, 张银娥, 刘剑波, 等. 乳腺癌手术并发症的预防及治疗 [J] 中国实用医药, 2010, 5 (24): 32-34.

[132] 张文. 乳腺疾病患者乳房保健知识认知和需求情况调查及其护理对策 [J]. 基层医学论坛, 2019, 23 (30): 4398-4399.

[133] 中国抗癌协会乳腺癌专业委员会. 中国抗癌协会乳腺癌诊治指南与规范 (2019 年版) [J]. 中国癌症杂志, 2019, 29 (8): 609-679.

[134] Song P, Qiang W, Yong H. Multidisciplinary team and team oncology medicine research and development in China [J]. Biosciience Trends, 2010, 4 (4): 151-160.

[135] Horlait M, Baes S, Dhaene S, et al. How multidisciplinary are multidisciplinary team meetings in cancer care? An observational study in oncology departments in Flanders, Belgium [J]. Journal of Multidisciplinary Healthcare, 2019, 12: 159-167.

[136] Basta Y L, Bolle S, Fockens P, et al. The value of multidisciplinary team meetings for patients with gastrointestinal malignancies: a systematic review [J]. Annals of Surgical Oncolgy, 2017, 24 (9): 2669-2678.

[137] Abukar A A, Ramsanahie A, Martin-Lumbar D K, et al. Availability and feasibility of structured, routine collection of comorbidity data in a colorectal cancer multi-disciplinary team (MDT) setting [J]. International Journal of Colorectal Disease, 2018, 33 (8): 1057-1061.

[138] Grover S, Chiyapo S P, Puri P, et al. Multidisciplinary gynecologic

oncology clinic in Botswana：a model for multidisciplinary oncology care in low- and middle-income settings ［J］. Journal of Global Oncology，2017，3（5）：666-670.

［139］ Lee Y G，Oh S，Kimm H，et al. Practice patterns regarding multidisciplinary cancer management and suggestions for further refinement：results from a national survey in Korea ［J］. Cancer Research and Treatment，2017，49（4）：1164-1169.

［140］ Alexandersson N，Rosell L，Wihl J，et al. Determinants of variable resource use for multidisciplinary team meetings in cancer care ［J］. Acta Oncologica，2018，57（5）：675-680.

［141］ 陈威，赵红，王娜，等. 医疗机构推广多学科诊疗案例分析 ［J］. 中华医院管理杂志，2019，35（4）：302-306.

［142］ 冯欣. 战略成本管理视角下大型公立医院医改转型 ——来自 A 医院推广多学科协作诊疗的案例 ［J］. 会计之友，2017（13）：73-75.

［143］ 陆秉，姚革，是俊凤，等. 多学科协作诊疗门诊管理模式现状分析 ［J］. 现代医院管理，2016，14（1）：67-68，83.

［144］ 金丹，徐静，马楠，等. 医院多学科诊疗的信息化管理体系构建 ［J］. 中华医院管理杂志，2019，35（12）：999-1003.

［145］ Ung K A，Campbell B A，Duplan D，et al. Impact of the lung oncology multidisciplinary team meetings on the management of patients with cancer ［J］. Asia-Pacific Journal of Clinical Oncology，2016，12（2）：e298-e304.

［146］ MacDermid E，Hooton G，MacDonald M，et al. Improving patient survival with the colorectal cancer multi-disciplinary team ［J］. Colorectal Disease，2009，11（3）：291-295.

［147］ Kesson E M，Allardice G M，George W D，et al. Effects of multidisciplinary team working on breast cancer survival：retrospective，comparative，interventional cohort study of 13722 women ［J］. The BMJ，2012，344：e2718.

［148］ Ameratunga M，Miller D，Ng W，et al. A single-institution prospective evaluation of a neuro-oncology multidisciplinary team meeting ［J］. Journal of Clinical Neuroscience，2018，56：127-130.

［149］ Jung S M，Hong Y S，Kim T W，et al. Impact of a multidisciplinary team approach for managing advanced and recurrent colorectal cancer [J]. World Journal of Surgery, 2018, 42: 2227−2233.

[150] Luca S D, Fiori C, Tucci M, et al. Prostate cancer management at an Italian tertiary referral center: does multidisciplinary team meeting influence diagnostic and therapeutic decision-making process? A snapshot of the everyday clinical practice [J]. Minerva Urol Nefrol, 2019, 71 (6): 576−582.

[151] 中共中央, 国务院. "健康中国 2030" 规划纲要 [Z]. http://www. gov. cn/zhengce/2016−10/25/content_5124174. htm.

[152] 国务院办公厅. 国务院办公厅关于印发中国防治慢性病中长期规划 (2017—2025 年) 的通知 [Z]. http://www. gov. cn/zhengce/content/ 2017−02/14/content_5167886. htm.

[153] 国家卫生计生委. 卫生计生委关于印发推进家庭医生签约服务指导意见 的通知 [Z]. http://www. gov. cn/xinwen/2016 − 06/06/content_ 5079984. htm.

[154] 健康中国行动推进委员会. 健康中国行动 (2019—2030 年) [Z]. http://www. gov. cn/xinwen/2019−07/15/content_5409694. htm.

[155] 刘洋, 王平. 慢性病管理存在的问题及对策分析 [J]. 世界最新医学信 息文摘, 2015 (46): 201−202.

[156] 国家卫生健康委员会. 2018 年我国卫生健康事业发展统计公报 [Z]. http://www. gov. cn/guoqing/2020−04/29/content_5507528. htm.

[157] 安凤梅, 姚峥, 赵国光, 等. 三级综合医院构建 "医联体" 健康教育平 台实践探讨 [J]. 中国卫生质量管理, 2015, 22 (6), 110−112.

[158] 国家卫生健康委办公厅. 关于印发进一步改善医疗服务行动计划 (2018—2020 年) 考核指标的通知 [Z]. http://www. gov. cn/zhengce/ zhengceku/2018−12/31/content_5435722. htm.

[159] 王维民, 程刚, 谢杰, 等. 强化医院慢性病管理服务的实践 [J]. 中 国医院, 2017, 21 (3): 79−80.

[160] 刘姿. 社区卫生服务工作实务 [M]. 成都: 四川科学技术出版 社, 2011.

[161] 陈绍福. 医院质量管理 [M]. 北京: 中国人民大学出版社, 2007.

[162] 何晓俐, 赵淑珍. 现代综合医院门诊管理手册 [M]. 北京: 人民卫生 出版社, 2016.

[163] 王一然，王奇金. 慢性病防治的重点和难点——《中国防治慢性病中长期规划（2017－2025 年）》解读 [J]. 第二军医大学学报，2017，38（7）：828－831.

[164] 孔灵芝，白雅敏. 落实关口前移策略　开展慢性病高风险人群健康管理 [J]. 中国慢性病预防与控制，2015，23（7）：481－482.

[165] 李文玲. 慢性病管理模式现状分析 [J]. 医学理论与实践，2018，31（22）：3353－3354.

[166] 宋志清，柴冬丽. 北京朝阳医院医疗联盟的发展与实践 [J]. 中国医院管理，2017，37（7）：67－68.

[167] 张洪波，王杰萍，佟秀梅，等. 分级诊疗背景下三级医院与社区协作慢病管理分析 [J]. 解放军医院管理杂志，2019，26（9）：815－817.

[168] 孙韵，李世良，吴彩华，等. 基于我国慢性病防治管理现状的慢性病自我管理项目研究 [J]. 现代医学，2017，17（7）：937－939，943.

[169] 朱枫，何小舟，薛东，等. 慢性疾病互联网化管理体系搭建的必要性与可行性分析 [J]. 中国卫生产业，2019，16（19）：194－196.

[170] 舒阳，张春霞，敖斌，等. "互联网＋慢病管理"模式的探索与实践 [J]. 中国处方药，2019，17（3）：11－12.

[171] 张梦倩，王艳翠，钱珍光，等. 我国互联网医院发展模式分析 [J]. 卫生经济研究，2019，36（5）：23－26.

[172] 常朝娣，陈敏. 互联网医院医疗服务模式及趋势分析 [J]. 中国卫生信息管理杂志，2016，13（6）：557－560.

[173] 孙青青. 慢病延续护理国内现状的分析和建议 [J]. 中医药管理杂志，2018，26（6）：11－13.

[174] 杨丽敏，周婷婷，沈燕敏，等. 国内慢病延续护理现况及启示 [J]. 护理学杂志，2016，31（17）：93－96.

[175] 胡文爽，封国生，张柠，等. 医联体平台下北京某三级医院慢性病管理方式探索 [J]. 中华医院管理杂志，2018，34（11）：885－888.

[176] 刘国恩，官海静. 分级诊疗与全科诊所：中国医疗供给侧改革的关键 [J]. 中国全科医学，2016，19（22）：2619－2624.

[177] 王静，蔡虻，苗艳青，等. 慢性病人群健康管理服务规范及支撑体系研究 [J]. 中华医院管理杂志，2020，36（6）：446－451.

[178] 张鹭鹭，王羽. 医院管理学 [M]. 北京：人民卫生出版社，2005.

[179] 吕兰婷，邓思兰. 我国慢性病管理现状、问题及发展建议 [J]. 中国卫

生政策研究，2016，9（7）：1—7.

［180］张学本，战浩. 健康中国战略视角下我国社区慢病防治的优化策略［J］. 行政与法，2018（8）：69—78.

［181］姜年华，裴宇. 医患沟通面对面［M］. 北京：中央文献出版社，2015.

［182］李钧，宋伟，谭宗梅，等. 医患沟通理论与实务［M］. 南昌：江西高校出版社，2014.

［183］郭佳林，汪浩. 实用医患沟通手册［M］. 上海：同济大学出版社，2019.

［184］薛天祥. 高等学校科研管理［M］. 上海：华东师范大学出版社，1988.

［185］夏国藩，等. 实用科研管理［M］. 北京：航空工业出版社，1987.

［186］关锡祥，杨青，严葳瑗. 医学科研课题选题与论文写作［M］. 天津：天津科学技术出版社，2009.

［187］孟红旗，刘雪梅. 医学科研设计与论文写作［M］. 2版. 北京：人民军医出版社，2015.

［188］姜志胜. 动脉粥样硬化学［M］. 北京：科学出版社，2017.

［189］杨永宗. 动脉粥样硬化性心血管病基础与临床［M］. 北京：科学出版社，2004.

［190］陈伟伟. 中国心血管病报告2015［J］. 中华医学信息导报，2016（12）：11.

［191］国家卫生计生委合理用药专家委员会，中国药师协会. 冠心病合理用药指南［J］. 中国医学前沿杂志（电子版），2016，8（6）：19—108.

［192］中华医学会心血管病学分会，中华心血管病杂志编辑委员会. 急性ST段抬高型心肌梗死诊断和治疗指南［J］. 中华心血管病杂志，2015，43（5）：380—393.

［193］王海燕. 肾脏病临床概览［M］. 北京：北京大学医学出版社，2009.

［194］龚德华，季大玺. 透析膜的吸附特征［J］. 肾脏病透析与肾移植杂志，2014，6（3）：272.

［195］于为民. 肾内科疾病诊疗路径［M］. 北京：军事医学科学出版社，2014.

［196］余学清. 肾内科临床工作手册——思路、原则及临床方案［M］. 北京：人民军医出版社，2013.

［197］叶启发，明英姿. 肾移植患者必读［M］. 长沙：中南大学出版社，2007.

[198] 葛均波，徐永健. 内科学［M］. 8 版. 北京：人民卫生出版社，2013.

[199] 刁永书，文艳秋，陈林，等. 肾脏内科护理手册［M］. 北京：科学出版社，2015.

[200] 谷波，谭其玲，陶冶，等. 解读肾移植［M］. 北京：科学出版社，2012.

[201] 黄欣，许冬梅. 肾病药物治疗学［M］. 北京：化学工业出版社，2010.

[202] 刁永书，陈懿，温月，等. 专家解答肾脏病的防与治［M］. 成都：四川科学技术出版社，2016.

[203] 中国医院协会血液净化中心分会血管通路工作组. 中国血液透析用血管通路专家共识（第 2 版）［J］. 中国血液净化，2019，18（6）：365－381.

[204] 常相帝，李登任. 慢性肾脏病患者心理状态研究进展［J］. 医学与哲学（临床决策论坛版），2010，31（10）：55－56，63.

[205] 陈启梅，何劲松，袁丽芬. 急性肾小球肾炎患者的营养指导与护理［J］. 中外医学研究，2013，11（21）：99－100.

[206] 蔡光先，姚红艳，宁泽璞，等. 急性肾小球肾炎［J］. 湖南中医杂志，2011，27（4）：99－101.

[207] 陈艳，何静. 肾穿刺活检术后尿潴留护理的研究进展［J］. 中华现代护理杂志，2009，15（17）：1690－1691.

[208] 刘文静. 48 例过敏性紫癜性肾炎的临床护理体会［J］. 健康必读（下旬刊），2013（10）：25.

[209] 刘绮文，叶燕，黄敬心，等. 肾性贫血患者血液透析中不同静脉补铁方法效果比较［J］. 护理学报，2010，17（5）：41－43.

[210] 倪春霞，朱咏梅. 急性肾小球肾炎的护理［J］. 护理研究，2013，11（7）：264.

[211] 钱丽萍. 肾穿刺活检术的护理体会［J］. 护士进修杂志，2013，28（2）：144－145.

[212] 孙世仁，王汉民，何丽洁，等. 肾脏病研究进展（2012）［M］. 西安：第四军医大学出版社，2013.

[213] 马登艳，陈懿，温月，等. 慢性肾脏病防治问答［M］. 成都：四川科学技术出版社，2020.

[214] 刘志红. 慢性肾脏病，早知方好治［M］. 郑州：郑州大学出版社，2013.

[215] 刘志红. 呵护您的肾健康［M］. 郑州：郑州大学出版社，2013.

[216] 刘志红. 正确对待尿毒症 [M]. 郑州：郑州大学出版社，2013.

[217] 刘志红. 慢性肾脏病，病因面面观 [M]. 郑州：郑州大学出版社，2013.

[218] 钟慧，马登艳. 华西专家告诉你：腹膜透析的自我管理 [M]. 成都：四川科学技术出版社，2019.

[219] 陈香美. 腹膜透析标准操作规程 [M]. 北京：人民军医出版社，2010.

[220] 本书编委会. 腹膜透析居家管理必读手册 [M]. 长沙：湖南科学技术出版社，2018.

[221] 余学清. 腹膜透析治疗学 [M]. 北京：科学技术文献出版社，2007.

[222] 张月，黄晓益. 腹膜透析并发症防治的研究进展 [J]. 全科护理，2018，16（31）：3863－3866.

[223] 常敏，金斅，董庆泽，等. 腹膜透析患者导管出口感染的护理 [J]. 中国药物经济学，2016（2）：173－175.

[224] 宁英远. 糖尿病防治教育手册 [M]. 兰州：甘肃人民出版社，2003.

[225] 沙丽艳，李敏. 糖尿病健康管理 [M]. 沈阳：辽宁科学技术出版社，2015.

[226] 徐春. 糖尿病个体化诊治策略 [M]. 北京：科学出版社，2018.

[227] 唐丽丽. 中国心理社会肿瘤学与发达国家的差距及努力方向 [C]. 第四届中国肿瘤学术大会暨第五届海峡两岸肿瘤学术会议论文集，2006.

[228] 张海伟. 北京大学临床肿瘤学院唐丽丽在西班牙国际心理社会肿瘤学大会做专题发言 [J]. 北京大学学报（医学版），2008，40（4）：436.

[229] 吉米·霍兰. 癌症人性的一面 [M]. 唐丽丽，译. 北京：中国国际广播出版社，2007.

[230] 唐丽丽. 认识癌症患者人性的一面 [J]. 中华内科杂志，2011，50（9）：726－727.

[231] 唐丽丽，王建平. 心理社会肿瘤学 [M]. 北京：北京大学医学出版社，2012.

[232] 罗世香，汪艳，唐丽丽，等. 心理社会肿瘤学的专业发展进展 [J]. 中国护理管理，2015，15（1）：17－19.

[233] 唐丽丽. 医学不仅仅是装在瓶子里的药 [J]. 中华医学信息导报，2008，23（7）：18.

[234] 裴常柏，李文婷. 恶性肿瘤的慢性病管理模式探析 [C]. 第8届中国健康服务业大会暨中华医学会第六次全国健康管理学学术会议，2014.

[235] 赵育凌，顾晴. 跨理论模型在我国慢性病患者健康教育中的应用进展 [J]. 中华现代护理杂志，2015，21（8）：869－872.

[236] 卢培培，张楠，王家林. 中国恶性肿瘤健康管理现状研究 [J]. 中国公共卫生管理，2019，35（6）：760－763.

[237] 唐丽丽. 一个同样需要关心的群体——癌症患者的家属 [J]. 抗癌，2008（4）：26－28.

[238] Wuensch A，Tang L，Goelz T，et al. Breaking bad news in China-the dilemma of patients' autonomy and traditional norms. A first communication skills training for Chinese oncologists and caretakers [J]. Psycho-Oncology，2013，22（5）：1192－1195.

[239] 杨森，赵华新，金花，等. 慢性病管理模式下的社区恶性肿瘤管理研究进展 [J]. 中华全科医学，2019，17（1）：126－129，133.

[240] 王福影. 健康管理理念在城市社区卫生服务中的应用研究 [D]. 南京：南京医科大学，2009.

[241] Tang L，Zhang Y，Pang Y，et al. Validation and reliability of distress thermometer in Chinese cancer patients [J]. Chinese Journal of Cancer Research，2011，23（1）：54－58.

[242] 唐丽丽，叶宁. 治疗结束，生活开始 [J]. 家庭医生，2012（7）：50－51.

[243] 罗健. 肿瘤社会心理学和生活质量研究 [C]. 中国抗癌协会临床肿瘤学协作中心，中国抗癌协会临床肿瘤学协作中心（CSCO）第四届学术大会，2000.

[244] Tang L L，de Groot J，Bultz B D. Psychosocial oncology in china-challenges and opportunities [J]. Chinese-German Journal of Clinical Oncology，2009，8（3）：123－128.

[245] 陈梦宇，李善萍，陈杨，等. PICC 置管和手臂植入式输液港不同输液通路对肿瘤患者病耻感的影响观察 [J]. 实用临床护理学电子杂志，2019，4（34）：40－46.

[246] 王瑶康，李青，候君慧. 团体心理治疗对肺癌患者病耻感和生活质量的影响 [J]. 中华现代护理杂志，2018，24（26）：3186－3189.

[247] 赵继军，沈峰平. 2016 版 NCCN 成人癌痛指南更新解读 [J]. 上海护理，2017，17（4）：9－12.

[248] 潘庆，王维利，洪静芳，等. 胃肠道肿瘤化疗患者的疾病不确定感体验

与应对方式的定性研究［J］. 中国心理卫生杂志，2013，27（5）：335－339.

［249］郑儒君，李俊英. 肿瘤患者心理痛苦评估与治疗研究进展［J］. 华西医学，2011，26（8）：1264－1267.

［250］韩满霞，陈华英. 恶性肿瘤病人心理痛苦现状及相关因素的研究进展［J］. 循证护理，2016，2（1）：1－6.

［251］李梓萌，唐丽丽，庞英，等. 门诊癌痛病人疼痛及身心症状的调查分析［J］. 中国疼痛医学杂志，2017，23（4）：287－290，295.

［252］唐丽丽，李志宇. NCCN 成人临床癌痛指南中心理问题、精神症状和精神用药的解读［J］. 医学与哲学（临床决策论坛版），2009，30（2）：18－20.

［253］张叶宁，张海伟，宋丽莉，等. 心理痛苦温度计在中国癌症患者心理痛苦筛查中的应用［J］. 中国心理卫生杂志，2010，24（12）：897－902.

［254］尹晓玲，王正红，谢德强，等. 心理干预对癌痛病人生命质量及免疫功能的影响［J］. 中国疼痛医学杂志，2018，24（7）：551－553，556.

［255］鄢利福，施琪嘉，于世英，等. 住院癌症患者创伤后应激障碍发病率及影响因素［J］. 神经损伤与功能重建，2011，6（1）：39－43.

［256］刘罕隽，潘雯. 癌症相关创伤后应激障碍与应对方式的相关研究［J］. 神经损伤与功能重建，2013，8（6）：444－446.

［257］李俏，徐兵河. 诊断肿瘤的同时要注重患者心理支持［J］. 英国医学杂志（中文版），2017，20（1）：2.

［258］易鸣，庞英，唐丽丽. 早中期结直肠癌患者情绪及生活质量的 10 周团体心理治疗［J］. 中国心理卫生杂志，2015，29（7）：491－496.

［259］周爱保，岳红云，张百红. 癌症确诊事件相关心理应激现象与临床干预［J］. 医学与哲学，2019，40（23）：46－50.

［260］李文杰. 住院癌症患者情绪特征与相关因素及干预研究［D］. 青岛：山东大学，2011.

［261］张晓莉. 死亡教育对晚期癌症患者焦虑、抑郁及死亡观的影响［C］// 中国抗癌协会. 2019 中国肿瘤学大会论文集，2019.

［262］周丽凤，姚梅梅，俞超英，等. 多学科团队参与家庭会议干预模式对晚期癌症患者家属焦虑抑郁情绪影响的效果评价［J］. 中国初级卫生保健，2020，34（7）：33－36.

［263］Alexandra Pitman，Sahil Suleman，Nicholas Hyde，等. 癌症患者的

抑郁和焦虑 [J]. 何毅，译. 于欣，校. 英国医学杂志（中文版），2018，21（8）：461-468.

[264] 郿杭婷，张峻，王芸，等. 死亡教育对我国癌症患者焦虑抑郁及生存质量影响的系统评价 [J]. 护士进修杂志，2020，35（15）：1386-1392.

[265] 孙泽远，代雨岑，万方芳，等. 生前预嘱和病情告知对癌症患者心理的影响 [J]. 医学与哲学，2020，41（13）：26-30.

[266] 洪晔，王建平，梅艳丽，等. 集体心理干预改善乳腺癌患者的生活质量 [J]. 中国心理卫生杂志，2010，24（12）：903-907.

[267] 王亚朋，庞英，唐丽丽. 团体心理治疗对胃癌患者生活质量及情绪状况的效果 [J]. 中国心理卫生杂志，2013，27（7）：490-495.

[268] 叶圣昌，刘敏. 癌症患者自我感受负担相关影响因素调查及支持性心理治疗效果 [J]. 中国医药导报，2018，15（31）：176-180.

[269] 牛雅娟.《中国抑郁障碍防治指南》药物治疗解读 [J]. 临床药物治疗杂志，2018，16（5）：6-8.

[270] 杨一多，战丽丽，张程. 肿瘤患者的心理护理及社会支持 [J]. 世界最新医学信息文摘（连续型电子期刊），2015，15（10）：118-119.

[271] 吴倩倩，林晓骥，蔡丽梦，等. 认知行为疗法对改善癌症临终者家属心理状态的研究 [J]. 中国医学伦理学，2018，31（6）：754-757.

[272] 苏晓玲. 认知行为疗法用于癌症患者心理治疗的临床作用探究 [J]. 心理月刊，2020，15（2）：75.

[273] 侯云霞，吴婷，于立娟. 正念减压疗法对癌症患者疼痛影响的研究进展 [J]. 天津护理，2019，27（4）：491-493.

[274] 陶晶晶，陈芳，裴大军. 正念训练干预在失眠症患者中的应用 [J]. 中华全科医学，2017，15（8）：1402-1406.

[275] 高儒，朱天丽，韦云. 正念减压法对妇科恶性肿瘤患者癌因性疲乏的影响 [J]. 齐鲁护理杂志，2017，23（8）：76-78.

[276] 宋丽莉，唐丽丽. 癌症相关性乏力在心理精神干预的研究进展 [J]. 医学与哲学，2017，38（1B）：61-64.

[277] 杨笑梅，曾凡，刘小红，等. 正念训练概述及其在癌症患者中的应用进展 [J]. 护理学报，2016，23（17）：42-46.

[278] 莫晗，陈琳琳，龙吉芳，等. 正念减压疗法对癌症患者心理状态影响的研究进展 [J]. 护士进修杂志，2018，33（20）：1854-1856.

［279］郑琛，张习禄. 叙事医学对癌症患者外科术前谈话的积极作用研究［J］. 中国医学伦理学，2020，33（1）：85－91.

［280］丁选胜. 药学服务概论［M］. 北京：人民卫生出版社，2016.

［281］陈永法. 药学服务理论与实务［M］. 南京：东南大学出版社，2017.

［282］国家药品监督管理局执业药师资格认证中心. 药事管理与法规［M］. 北京：中国中医药出版社，2003.

［283］孙利华. 药物经济学［M］. 北京：中国医药科技出版社，2015.

［284］国家卫生健康委，国家中医药管理局. 关于加快药学服务高质量发展的意见［J］. 国家卫生健康委员会公报，2018（11）：16－18.

［285］廖美偲，邢花. 国外医院药学服务研究及对我国的启示［J］. 中国药物经济学，2019，14（1）：125－128.

［286］樊陈琳，姚文兵，吴晓明. 基于突发重大公共卫生事件对我国高等药学教育改革与发展的思考［J］. 中国药学杂志，2020，55（24）：2085－2089.

［287］林平，甄健存，张威，等. 门诊处方调剂管理标准研制与解析［J］. 中国卫生质量管理，2020，27（6）：41－45.

［288］沈丽蓉. 日本临床药学服务及其对我国的启示［J］. 中华医院管理杂志，2017，33（12）：951－953.

［289］海沙尔江·吾守尔，赵志刚，史录文. 日本医院调剂费发展介绍［J］. 药品评价，2010，7（2）：14－17.

［290］王嵩，邵庆，吴婉静，等. 对加拿大医院药学服务模式的认识与思考［J］. 中国药业，2017，26（3）：1－3.

［291］徐敢. 澳大利亚药师制度的介绍与借鉴［J］. 中国执业药师，2016，13（6）：39－45.

［292］喻佳洁，李琰，陈雯雯，等. 从循证医学到循证科学的必然趋势［J］. 中国循证医学杂志，2019，19（1）：119－124.

［293］张伶俐，梁毅，胡蝶，等. 循证药学定义和文献的系统评价［J］. 中国循证医学杂志，2011，11（1）：7－13.

［294］安卓玲，刘丽宏. 精准药学教育与临床药理学专业培养的相互性［J］. 中国临床药理学杂志，2021，37（3）：318－320.

［295］Johnson J A. Pharmacogenetics：potential for individualized drug therapy through genetics［J］. Trends in Genetics，2003，19（11）：660－666.

[296] Donaldson L J, Kelley E T, Dhingra-Kumar N, et al. Medication without harm: WHO's third global patient safety challenge [J]. Lancet, 2017, 389 (10080): 1680−1681.

[297] 国家药品监督管理局. 国家药品不良反应监测年度报告（2018 年）[J]. 中国药物评价, 2019, 36 (6): 476−480.

[298] 黄民. 药物基因组学与合理用药 [J]. 药学进展, 2018, 42 (4): 241−242.

[299] 徐航, 回翔, 朱怀军, 等. 药物基因组学在临床药物治疗中的应用 [J]. 药学与临床研究, 2019, 27 (1): 46−51.

[300] Westover D, Zugazagoitia J, Cho B C, et al. Mechanisms of acquired resistance to first- and second-generation EGFR tyrosine kinase inhibitors [J]. Annals Oncology, 2018, 29 (suppl. 1): i10−i19.

[301] Relling M V, Klein T E. CPIC: Clinical pharmacogenetics implementation consortium of the pharmacogenomics research network [J]. Clinical Pharmacology Therapeutics, 2011, 89 (3): 464−467.

[302] 俞镁. 药物基因组学：指导常规用药的精准工具 [J]. 中国当代儿科杂志, 2020, 22 (11): 1143−1148.

[303] Johnson J A, Caudle K E, Gong L, et al. Clinical Pharmacogenetics Implementation Consortium (CPIC) guideline for pharmacogenetics-guided warfarin dosing: 2017 update [J]. Clinical Pharmacology & Therapeutics, 2017, 102 (3): 397−404.

[304] 石鲁月, 罗一夫, 张治然, 等. 基于基因多态性致药物代谢差异的临床个体化用药剂量调整 [J]. 精准医学杂志, 2020, 35 (6): 548−558.

[305] 倪伟建, 方焱, 张善堂, 等. 基于药物基因组学与血药浓度监测指导的个体化用药研究 [J]. 中国医院药学杂志, 2018, 38 (17): 1863−1868.

[306] Abul-Husn N S, Kenny E E. Personalized medicine and the power of electronic health records [J]. Cell, 2019, 177 (1): 58−69.

[307] 肇丽梅. 临床药物个体化治疗 [J]. 药学进展, 2020, 44 (6): 401−403.

[308] 吕亚丽, 宫丽丽, 韩菲菲, 等. 药物基因组学在药学服务带教中的作用 [J]. 中国临床药理学杂志, 2019, 35 (3): 303−304.

［309］中国智慧药学联盟专家组. 新型冠状病毒肺炎疫情下加快开展智慧药学服务的专家共识（第二版）［J］. 临床药物治疗杂志，2020，18（6）：11－25.